後世に伝えたい九十の話

기억이
길이 되다

想いが道になる

キム・スンホ

評言社

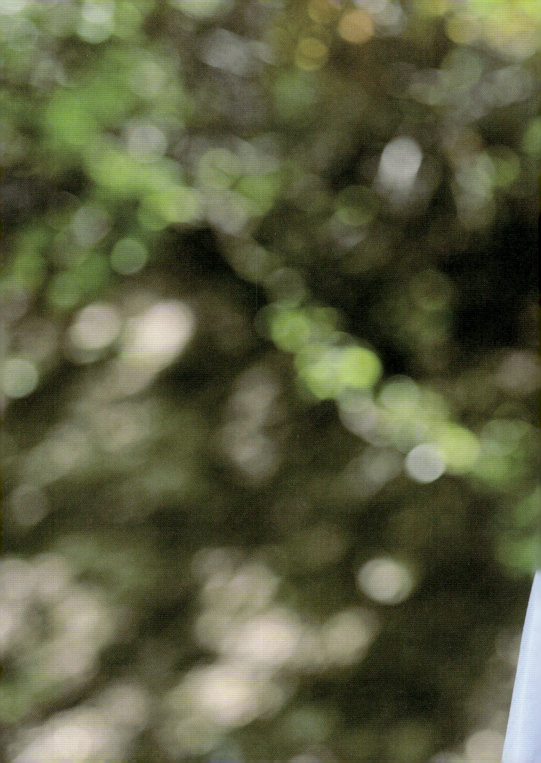

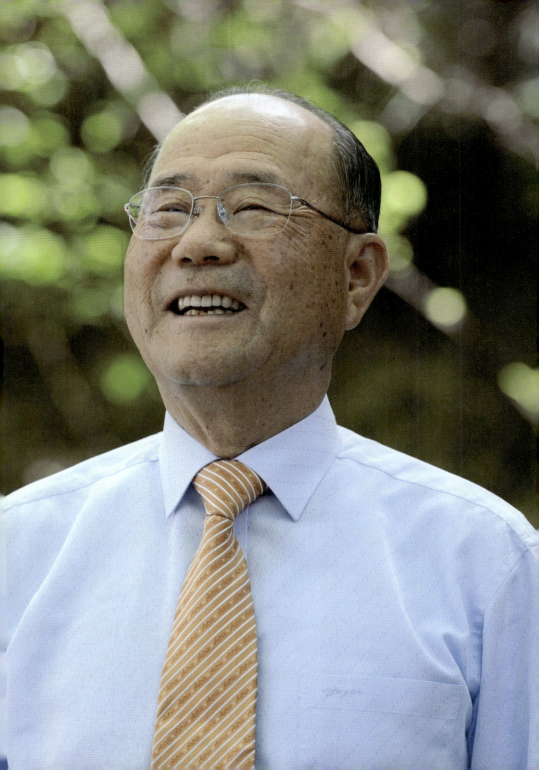

本書は、2021年1月5日に大韓民国において出版された
邦題『想いが道になる』の日本語版である。

韓国語版の発行概要は下記のとおりである。

——

著者　　　　キム・スンホ

出版　　　　時下企画（大韓民国 CEO 研究所）

監修　　　　パク・チョルウ

企画・進行　パク・セジン

デザイン　　ハン・スヨン

編集　　　　キム・ドフン

制作　　　　キム・ソク

出版登録 第 305-2011-000034 号
ISBN 979-11-970557-4-4

——

# 想いが道になる

－ 後世に伝えたい九十の話 －

# もくじ

回顧録の発刊をお祝いして　　　　　　　　　　　　　　　　　　　12
「魂のある製薬会社」を創業した英雄
－キム・ドンギ（大韓民国学術院会長、高麗大学校名誉教授）

感謝の言葉　　　　　　　　　　　　　　　　　　　　　　　　　　15
会長の想いが保寧ファミリーの道しるべであり、美しい保寧の地図に
なります　－キム・ウンソン（長女、保寧ホールディングス会長）

会長の90の道、一緒に歩んだ尊い道　　　　　　　　　　　　　　　17
－イ・イニョン（40年勤続者。保寧ホールディングス顧問／
　　　　　　　　　　　　　　　クムジョン PFV 代表取締役）

# 第一章
## 道にでる

1　この世を去った後も、愛する人々と一緒に未来を夢見ることでしょう　　22
　　― 最後のまえがき

2　親からもらった「スプーン」は「土のスプーン」ではありません　　24

3　「完全な悪人」はいません　　29

4　感謝の心を忘れず、悲しみを癒すことができるのは家族がいるからです　　33

5　想いが道になります　　36

6　薬の意味を考えた80年　　40

7　1本の草にも願いを込めた名前があります― インディアン式ネーミング　　43

8　想いが道となり、未来へ託す遺産になる― 薬と薬局にまつわる思い出の道　　47

9　19歳の頃の戦争はまだ終わっていません　　49

10　避けることはできなくても、乗り越えることはできます　　52
　　― 急激な変化に立ち向かう方法

11　変えられない運命はありません　　56

12　余裕があるからではなく、意思があるから分け合うのです　　59

13　ゆっくり動くと周りが正確に見え、気持ちが落ち着くと進むべき道が見えます　　63

14　運の良し悪しは考えず、起きたことを受け入れる　　66

15　私たちは破壊することも、創造することもできます　　69

16　この世のすべての経営者は将校であり、officer です　　71

17　士官と経営者　　75

18　どんな戦いよりも熾烈なもう一つの私の小さな戦場、鍾路五街へと向かう　　79

# 第二章
# 道をつくる

| | | |
|---|---|---|
| 19 | 「薬」が話しかけてきた日 | 84 |
| 20 | 最善の選択をするための二つの方法 | 88 |
| 21 | 志を立てる「立志」と志を成し遂げる場所の「立地」 | 91 |
| 22 | 故郷の地名と会社名—「保寧」薬局への想い | 94 |
| 23 | 小さくても決して小さくない、狭くても決して狭くなかった —保寧薬局の原点 | 98 |
| 24 | 初めてのお客様を覚えていますか | 101 |
| 25 | 広蔵市場のピンデトックの味を懐かしく思いながら —保寧薬局の周辺の風景 | 103 |
| 26 | 薬局はお金を稼ぐだけの場所ではありません | 106 |
| 27 | あなたの気づかないところで誰かが応援しています | 109 |
| 28 | 諸行無常— 暗黒社会の大物、イ・ジョンジェとの関わり | 111 |
| 29 | 靴磨きも厭わない薬局店主 | 113 |
| 30 | 患者様の気持ちになって、自転車のペダルを力強くこぎながら | 115 |
| 31 | 人生はつらいものですが、元気の源はすぐ近くにあります — 人生で一番美味しい食事 | 118 |
| 32 | 保寧薬局の成功の秘訣、それは「常識」です | 120 |
| 33 | 「鍾路の通行人の5人に1人は保寧薬局の顧客だ」—「運営」から「経営」へ | 122 |
| 34 | 原則を守り、違法なことはやらない | 124 |
| 35 | 保寧をより進化させた保寧ならではの革新の出発点 — オープンショーケースと伝票制 | 126 |
| 36 | 信頼を失うことは、すべてを失うということです | 129 |
| 37 | 母と妻がお札にアイロン掛けした訳 | 132 |

# 第三章
# 道をひらく

| | | |
|---|---|---|
| 38 | 販売するだけではなく、薬を製造しよう<br>―「薬局」から「製薬」へ進む道を探る | 136 |
| 39 | 究極の問い「製薬業に参入するための資格とは?」 | 138 |
| 40 | 困難を耐え抜く気持ちがあってこそ、「行為」は「挑戦」になります | 140 |
| 41 | 蓮の花のような蓮花村蓮池洞の最初の工場 | 142 |
| 42 | どんな大手の製薬会社にも負けない零細企業の驚くべき底力 | 144 |
| 43 | 薬局から製薬会社に転身して三度生まれ変わる | 146 |
| 44 | 「臆病」とは行動すべき時にしないこと、「慎重」とは行動すべき時を待つ忍耐力です | 148 |
| 45 | 会社の経営者は風水の専門家でなければなりません<br>― 聖水洞工場の土地を探す | 150 |
| 46 | 聖水洞工場のピアノの音 | 153 |
| 47 | 学ぶべきことを学ぶために捨てるべきものを捨ててこそ、<br>真の勝者になることができます | 155 |
| 48 | チョン・ジュヨン会長の造船所設計図と、保寧製薬の工場設計図 | 157 |
| 49 | 初の日本訪問、より高く遠い場所へ向かうための飛行<br>― 初めての海外出張 | 160 |
| 50 | 不信を覆す努力は、すべての製造業者の義務です | 162 |
| 51 | お客様の見る目が変わっても、私たちのお客様を見る目は変わりません | 165 |

# 第四章
## 共にあるく

| | | |
|---|---|---|
| 52 | 静かな広告には、大きな想いが込められています<br>— 音がしない「龍角散」 | 170 |
| 53 | 中東からの手紙を家族のような気持ちで読む | 172 |
| 54 | 良い治療薬を作り、より多くの生命を救おう<br>— 西洋見聞録 | 174 |
| 55 | より多くの人々と共に歩む道を志す | 176 |
| 56 | 社員に勤勉さを求めるなら、まず会社が公正であるべき<br>— 公平無私な人事 | 178 |
| 57 | いわゆる「工場」ではなく、若さと情熱があふれる「キャンパス」に | 181 |
| 58 | 好奇心は経営者の資質であり、絶え間ない関心は情熱です<br>—「ゲルフォス」 | 185 |
| 59 | 「胃腸病、捕まえた！」ゲルフォスの成功神話 | 187 |
| 60 | 「好事」に「魔は多く」ありません | 190 |
| 61 | 皆で克服し、乗り越えることにこそ本当の意味があります<br>— 永遠の青年、保寧 | 193 |
| 62 | 始まりは小さくて微弱でも、終わりには果てしなく大きくなります | 199 |
| 63 | 地球の反対側、中南米へ行った1980年と2020年の社員たち<br>— 初の化学合成品の輸出と今日の「カナブ」 | 202 |
| 64 | 過去があるから未来があります | 205 |
| 65 | 鍾路五街から大韓民国の皆さん、そして世界中の人々をお客様として<br>人類に貢献する | 207 |

## 第五章
# 道をつなぐ

| 66 | 社員の誕生日のお祝いほど重要なイベントはありません<br>— 40 年間続く朝食会 | 212 |
|---|---|---|
| 67 | 人類ががんの苦しみから解放される日が、真の「第一位」になる日です<br>—「韓国抗がん剤市場第一位」の意義 | 215 |
| 68 | がん患者とその家族の切実な思いを胸に刻んで<br>— 保寧がん学術賞 | 217 |
| 69 | コロナ禍における医療従事者たちの奮闘と「ナイチンゲール誓詞」 | 219 |
| 70 | 今、改めて読む「ヒポクラテスの誓い」— 36 回目の保寧医療奉仕賞 | 222 |
| 71 | エッセイを書く医者、歌って踊る医者— 保寧医師随筆文学賞 | 225 |
| 72 | 役職は権利としてではなく、義務としてお引き受けします | 227 |
| 73 | 困難な時も一緒にいてくれるのが本当の友達です<br>— 新型コロナウイルスの時代を生き抜く「共存共栄」 | 230 |
| 74 | 今こそ子供や孫を産み育てた頃のことを思い浮かべる時です | 232 |
| 75 | 学んで、身に付けることもまた喜ばしいことではありませんか | 234 |
| 76 | 私たちが歩んできた道が、これからの新しい道につながるように<br>—「国民的」新薬という評価の重圧 | 237 |
| 77 | 「カナブ PM」は「会長」よりも誇らしい肩書きです | 240 |
| 78 | 心を開いて話をすれば、言葉は歌になります | 242 |
| 79 | 「囲む会」の仲間と一緒に歩く道 | 245 |
| 80 | SNS が主流になっても、直接会って話すことは大切です<br>— 集まりの価値 | 248 |
| 81 | いつの日か、私のお墓に「BR 酒」を供えてください | 253 |

# 第六章
## 想いが道になる

| | | |
|---|---|---|
| 82 | 私たちが歩んできた道のりと後輩たちに託すこと<br>— 保寧ファミリーの皆さんへ | 258 |
| 83 | グループの元気な枝と根のおかげで、保寧が堂々とした幹でいられるのです<br>— 保寧の経営陣の皆さんへ | 260 |
| 84 | 「譲歩」とは何かを失うことではなく、多くを得ることです<br>— この時代を生きる若い世代の皆さんへ | 263 |
| 85 | 「父」ではなく「会長」として子供の心に残ることへの後悔<br>— 愛する家族へ | 266 |
| 86 | 保寧ファミリーと共に味わう社内珍味 | 270 |
| 87 | あの世で再会し、また古びた店を借りて起業したいです<br>— 創業の同志、妻のことを思いながら | 272 |
| 88 | 製薬人生を振り返りながら、保寧ファミリーが作る道に思いを巡らす<br>— 礼山キャンパスのライフラリーに立って | 275 |
| 89 | 忘れてはならないことを忘れない時、私たちの想いは道になります<br>— 最先端工場の古い石段 | 277 |
| 90 | 千年生きるケヤキの樹と90歳の小さな樹—90の回顧を終えて | 279 |
| | キム・スンホの足跡 | 282 |

回顧録の発刊をお祝いして

# 「魂のある製薬会社」を
# 創業した英雄

　「開発の時代」と呼ばれる 1960 年代初頭は、韓国では「マーケティング」という言葉すら馴染みのない時代でした。

　私は生涯の職場である高麗（コリョ）大学校経営大学院の講義で、マーケティングについてお話したことがあります。

　マーケティングは、一段階目「販売前の活動」、二段階目「販売活動」、三段階目「販売後の活動」の三段階に分けることができるとし、単純な販売活動だけでは売上増進や企業のさらなる発展は不可能である、と講義していました。

　当時、私の講義の時間にいつも最前列に座り、講義内容を熱心にノートに書いていた若いビジネスマンがいました。今日の保寧（ボリョン）製薬グループのキム・スンホ会長です。

　1957 年に鍾路（チョンノ）五街で、韓国医薬品業の歴史で一時代を築いた「保寧薬局」を設立して流通革命を起こし、その勢いに乗って 1963 年に保寧製薬を創業、そして保寧製薬グループを築き上げた人物です。

　ある日、キム会長が講義時間の前に私の研究室に訪れ、保寧の役職者たちにマーケティングの講義をしてほしい、という依頼を受けました。

　そして私は週に一度、保寧製薬でマーケティングの講義をするようになりました。

　ある時、役員の一人が「販売前の活動と、販売後の活動は何が違うのか」と質問してきました。私は「販売前の活動には、市場調査、商品企画、マーチャンダイジング（merchandising）、広告や PR による広報活動などがあり、販売後の活動には品質保証やアフターサービス、無料配送・商品交換・消費者教育などの社会的責任の遂行等が含まれます」と説明しました。

私の講義が終わると、キム会長は「とても有意義な講義でした」とおっしゃり、「販売前の活動に正直さと誠実性に基づいた信頼構築活動も含まれると良いと思う」と意見を述べられました。

　私はキム会長の意見をそのまま取り入れ「Trust-building activities based on honesty and sincerity」というテーマでマーケティングの講義に活用しました。

　このようなご縁をきっかけに、その後、キム会長は「ゲルフォス」「龍角散」「救心」などの保寧を代表する医薬品を世に送り出し、何か問題が起きた時には私に助言を求めることもありました。

　その後も毎年、仕事始め式の時に特別講義をし、新年早々からキム会長とお会いして、その年の希望に満ちたビジョンについて話をしました。

　1960年代初頭の韓国経済開発時代にキム会長と出会い、今では2020年代になったので、いつの間にかキム会長とのご縁も「六十星霜」となりました。「星は1年で一周し、霜も毎年降る」ことを意味する「星霜」という言葉のように、ほぼ同年代の私たちは韓国の経済開発時代、民主化時代、通貨危機時代、そしてグローバル時代を「60年にわたる友情」で共に乗り越えてきたのです。

"You are old when regrets take the place of dreams."
—Jimmy Carter
「後悔が夢に取って代わる瞬間から、私たちは老い始める」
—ジミー・カーター（第39代アメリカ合衆国大統領）

　これは、大統領在任中よりも退任した後で存在感を大きくしたジミー・カーター元米国大統領が、退任後に語った素敵な言葉です。私はカーター大統領の言葉のように、生涯を後悔ではなく夢と共に生きてきたキム・スンホ会長を「永遠の青年経営者」と呼びたいと思います。

　1957年に保寧薬局を創業して「皆が共に健やかに暮らす共存共栄」を実現することを誓い、1963年に保寧製薬を設立して「魂のこもった製薬会社」を作ると宣言したキム会長は、「今日に至るまで、常にその夢を忘れずに生きてきた」と語ります。

歴史学者のエドワード・カー（Edward Carr）は「歴史とは現在と過去との対話」であり、「時に歴史は勇者に役割を与える。そして歴史のページは、時代の期待に応えて偉業を成し遂げる英雄たちで満ちあふれている」と力説しました。

　私は、尊敬するキム・スンホ会長こそ歴史から勇者としての役割を与えられ、時代が必要とする時に「魂のある製薬」という夢を成し遂げた人物であると信じます。


　私たちの時代の「実業界の英雄」と呼ばれたキム会長の企業家精神が、保寧製薬グループの皆さんはもちろん、すべての後輩たちの事業活動の良いお手本となることを心より願います。


2020 年 11 月に
キム・ドンギ
大韓民国学術院会長
高麗大学校名誉教授

感謝の言葉

# 会長の想いが保寧ファミリーの
# 道しるべであり、
# 美しい保寧の地図になります

　私は本当に恵まれていると思います。

　二人の父がいつも側にいてくれたからです。

　一人は私を産んで育ててくれた父、もう一人は企業家であり今日の保寧を創業した父です。

　私は、父が保寧を創業した時に生まれました。父が小さな薬局を営んでいた頃、私は食事を作って運ぶ母の背中におんぶされて育ちました。父が初めて製薬の道へと進んだ時、私は家の中にあった小さな工場の製薬設備の側で遊んでいました。そして、保寧と共に歳を重ね、成長し、今は還暦を過ぎました。

　毎年、私は保寧の創業日を自分の誕生日よりも嬉しく思っており、それはこれからも変わりないでしょう。

　私にとっての父は、家ではとても優しい人でしたが、仕事に対しては大変厳しい人でした。

　父についていけないと感じた時もありましたし、その考え方がわからなかったこともありました。

　しかし、60歳を過ぎた頃から、ようやくその意志を理解できるようになってきたと思います。もう少し早くからわかることができていれば、どんなに良かったことでしょうか。

　父は、いつも話しているように「ご飯を1日に二度食べるのも大変だった」という貧しい時代に生まれました。戦争の時は学徒兵として出兵し、陸軍将校として軍務に従事して若い日々を過ごしました。

　除隊後は製薬業界に身を投じ、「創業者でもある経営者」として生涯を歩んできました。その人こそが私の父、キム・スンホ会長です。

キム・スンホ会長は世の中全体のことを考え「企業がうまくいってこそ国が栄える」と、退役時に着ていた軍服と朝鮮戦争に出兵した際の「記章証」をいつも自分の部屋に置いていました。

　そうした国を愛する心で生涯を保寧に捧げた姿を誰よりも近くで、そして長い間見守ってきたので、キム・スンホ会長は私にとってまさに尊敬と敬愛の対象であるといえます。

　父はいつも若く元気だと思っていたのですが、いつの間にか90歳を迎えました。

　昨年の春、「誰かに誇れることや、特別面白いようなこともなかったけれど、自分の生涯を本にまとめたい。でも人が見るに値するような本が書けるだろうか」と私に聞いてきた姿が思い出されます。今、それに答えたいと思います。

　「私にとって、この本は最も大切な宝物です。

　私はあなたの人格にはまだまだ及びませんが、いつも側に置いて、あなたが身をもって教えてくれた人生の知恵をこれからも実践していきます」

　この本を通して、父とご縁のあった方や、お世話になったすべての皆さんに、感謝の気持ちが伝われば幸いです。また、これから会社の未来を担う保寧ファミリーの皆さんには、保寧の根本を理解するための精神的な財産となることを願います。

　キム・スンホ会長の想いのすべてが、私と保寧ファミリーの道しるべとなります。

　その道は重なり合ってつながり、遠い未来に美しい保寧の地図を描くことでしょう。

　家族として、また保寧ファミリーの一員として、本の発刊と90歳のお誕生日を心からお祝い申し上げます。いつまでもお元気でいてください。

キム・ウンソン
長女
保寧ホールディングス会長

感謝の言葉

# 会長の 90 の道、
# 一緒に歩んだ貴い道

　私は長年にわたり会長にお仕えしてきました。

　いつの間にか 90 歳になられるそうですが、若い頃に会長と知り合ってずっと一緒だったおかげで、私は今も青年のような気持ちのままです。思い出すことといえば、情熱に満ちあふれた若い頃の会長のことばかりです。

　この本に書かれている 90 の話を読むと、とても貴重な会長の声が聞こえてくるようです。90 どころか、900、9,000 よりも多くの共感が私の心に響きます。

　私は生涯にわたり、会長からポジティブなエネルギーをもらっていました。それは単純な「情熱」「野心」といったものではなく、粘り強さや謙虚さも持ち合わせているエネルギーです。人を思いやり、ほかの人の話に耳を傾けることもできる。

　縁を大事にし、同時に周りにも縁の大切さを諭すような、本物のエネルギーです。

　それは保寧自体を存続させるだけでなく、保寧と関わりを持った人や保寧と人生を共にした人、会長と近しい人、あるいはほんの少しだけ縁があった人、そのすべてに活力を与える、強力なパワーの源でした。

　そしてもちろん、それは私の人生のエネルギーでもありました。

　ビジネスをする人の名刺には肩書きや役職が書いてあり、それはステータスとみなされることもあります。しかし、会長にとってそれは重要なことではありませんでした。相手の社会的地位がどんなに高かったとしても、会長はほかの人と同じように敬意と思いやりを持って接します。相手の地位の優劣で態度を変えることはまったくありませんでした。

　それは私を含め、社員に対しても同様でした。私は代表取締役を含め、

17

それ以前にも様々な役職を務めましたが、会長は私が役職者だからといって特別扱いすることはありませんでした。相手が平社員であろうと社長であろうと、肩書きを基準に人と接する会長を見たことは一度もありません。

　社員に対してそうなのですから、保寧を育ててくださったお客様に対してはなおさらです。お客様がいてこそ会社があるという信念は、すべてのお客様に対する思いやりと尊敬の気持ち、さらにはこの世のすべての人を愛し、大切にする気持ちにつながりました。

　その想いこそがこれまでの保寧の60年を支え、これからの100年先、1,000年先への希望につながるのだと思います。

　会長の90の道、その道のどこにでもお供することができて、本当に嬉しく思います。

　それは90の峠も越え、はるか遠くへと続くことでしょう。

イ・イニョン<br>
40年勤続者<br>
保寧ホールディングス顧問／クムジョン PFV 代表取締役

第一章

———

道にでる

第
一
話

# この世を去った後も、
# 愛する人々と一緒に
# 未来を夢見ることでしょう

## ― 最後のまえがき

　私は文才もなく、弁舌も巧みではありませんが、これまでに何冊かの本を出版しました。それは特に伝えたいことがたくさんあるとか、自慢ごとが山ほどあるからではありません。

　ただ、50、60、70と歳を重ね、会社の経営者として、とりわけ製薬会社の経営者として、より多くの皆さんと色々な話をしたいと思ったからです。

　2000年代に出版した中では『好機は待ってくれない』と、2007年に出版した『終わりかたは気にするな』という本が特に記憶に残っています。

　『好機は待ってくれない』のまえがきで、私は次のように話を始めました。

　さほど多くのことを成し遂げられなかった人生だが、すでに70歳。「歳月流るる如し」という言葉が身にしみて感じられる。振り返れば、私はいつも前だけを見て邁進してきたが、いつの間にか残された日々がどれだけあり、その余生で何をすべきなのかを考えなければならない歳になった。

　そして80歳を控えた2007年に書いた本では、次のような言葉でまえがきを締めくくりました。

　この本を書き終える時、私も本と同じように人生の終わりを間近に控えた老人である。

　しかし、私は明日も、終わりではなく新たな始まりを夢見ることだろう。

　再びこれらの本を開いてみると、「さほど多くのことを成し遂げられな

22　　第一章　道にでる

かった人生」「歳月流るる如し」「余生で何をすべきか」などと書かれて
おり、そのどれもが今も皆さんに伝えたいと思う言葉です。13年前に「人
生の終わりを間近に控えた老人」と書きはしましたが、当時、今の私の
年齢だった方々は「笑止千万」と感じたはずで、とても恥ずかしい気持
ちになります。

　けれども「明日も、終わりではなく新たな始まりを夢見ることだろう」
という気持ちは、昔も今も変わりません。ただ、私たちの世代の人間と
して、存分に生きて90歳になった今、その「夢」が単に私個人の夢では
なく、私が愛する多くの人々の夢でもあることを願っています。

　90歳の老人の心が次の世代の心へ届き、彼らの新しい夢へとつながる
ことができれば、どんなに嬉しいことでしょうか。


　そのような訳で、再び筆を執ることにしました。

　長話だと愚痴や小言に聞こえてしまいそうなので、私がこれまで見た
こと、感じたこと、願っていることを、ひたすら励ましの言葉のように
まとめてあります。

　歳を重ねると、まるで古いアルバムの中のモノクロ写真のように記憶
が断片的に浮かび上がってくるようで、話を綴っているうちに、丁度、
私の歳と同じくらいの数になりました。

　そこで、本書は90のお話と写真でまとめてあります。

　私の後を継いでこの世を生きていく人々の胸に、私の本の一行、一文
だけでも響き、心の片隅に記憶として残れば幸いです。

　そして今、90歳になり、以前に書いた本のまえがきを次のように改め、
90のお話の始まりとします。


　この本を書き終える時、私も本と同じように人生の終わりを間近に控
えた老人である。

　しかし、私は明日も、皆さんの終わりではなく新たな始まりを夢見る
ことだろう。


　私は残りの人生の道のりでずっと、そしてこの世を去った後も、愛す
る人々の未来を一緒に夢見て応援したいと思います。

　本を書くのは、おそらくこれが最後になるでしょう。

　なので、本書が誰かの本棚に、または誰かの胸の中に残るであろうこ
とを念頭に置き、この本に書くお話を遺訓としたいと思います。

## 親からもらった「スプーン」は 「土のスプーン」ではありません

第二話

　「鳶が鷹を生む」という言葉は、もはや死語かもしれません。昔はどんなに貧しい家庭で苦労して育った人でも、一生懸命勉強して人より努力すれば、出世したり成功したりすることができましたが、今ではそのような話は当てはまらないようです。

　本を買うお金がなければ他人から借り、ノートを買うお金がなければ飼料の袋をノート代わりにして勉強し、良い大学へ行き、良い会社に就職できた時代がありました。

　ところが今は、月に何百万ウォンもする高額の課外授業を受け、それに加えていわゆる「親のコネ」で進学に有利な資格や経歴などの「スペック」を身に付けた子供たちが名門大学への入学を独占しているそうです。そして大学を卒業してからも、またもや親の「コネ」を持つ若者が良い職に就くのが最近の世の中です。

　そのため、巷では「土のスプーン」や「金のスプーン」といった例えが飛び交っています。

　親に稼ぐ力がなく経済的に厳しい状況で、実質的な支援がまったく受けられない若者のことを「土のスプーン」といいます。

　それに対し、親が裕福だったり、社会的地位が高い家庭に生まれ、その富を受け継ぐ若者のことは「金のスプーン」といいます。

　問題は、このような二極化した考え方で「土のスプーン」には諦めや不満、そして「金のスプーン」には慢心や傲慢さが如実に表れている、ということです。

24　　第一章　道にでる

日本語では「スプーン」は「匙」を意味しますが、韓国語は「匙」と「箸」を意味します。

　スプーンはご飯を食べ、スープをすくい、おかずをとるといった、生命に関わる最も基本的な道具で、胎内で私たちの体が作られ、手や指が成長する時から、親は私たちに命を継ぐスプーンを与えてくれています。

　しかし、私たちの手に土のスプーンを持たせた親は、どんなに努力しても報われない苦労ばかりをさせたのでしょうか。

　私は日本統治時代の末期に、忠清南（チュンチョンナム）道の農村で生まれ育ちました。

　幼い頃、私の家では食べ物に困ることはありませんでしたが、初等学校（日本でいう小学校）に入学する頃から急に家計が苦しくなり始めました。

　事業の経験がまったくない父が、田畑を売って醸造所の経営に手を出し、失敗したからです。

　そのうえ、太平洋戦争を起こした日本が穀物をはじめ、家中の匙や箸まで略奪したため、家族全員が食べ物の心配をするはめになりました。

　二食立て続けに食事にありつけないような時は、醸造所の経営で家計を苦しくさせた父を恨めしく思うことさえありました。つまり、私が親から受け継いだのはまさに貧しさと空腹でした。

　今風にいうと「土のスプーン」そのものだったのです。

　しかし、幸いなことに私にはそれ以外にも受け継いだものがたくさんありました。

　特に、私の母は働き者でした。

　わずかに残っていた田畑すらも失い、子供たちが食べるものがなくなると、よその家に行って働き、手間賃をもらって私たちを養ってくれました。

　たとえ雑用や人が嫌がる仕事をすることで侮辱を受けても、母が私たちの前で暗い顔をしたり、人を恨んだり、不平不満を言ったことはありませんでした。

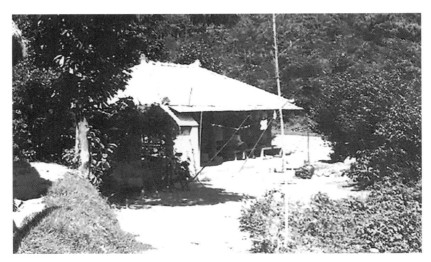
幼少期を過ごした竹清村の生家(1940年代)

　生活力はなかったものの、読書を怠らず、私に漢文を身につけさせた父からも多くのことを学びました。
　私はいつもお腹を空かせた状態で、毎日山道を歩いて遠くにある学校まで通いました。その後の少年期も青年期も、毎日の生活は苦しいものでした。それでも当時も今も、私は両親から受け継いだものがたくさんあると思っています。

　「今、食べることに困らなくなったからそんなことが言えるんだ」と、私のことを「説教じみた老人」のように思う人もいるでしょう。
　しかし私は、困難を乗り越えるうえで「誠実さ」に勝る大切な資質はない、と常に考えてきました。
　なので、私が手に握った両親からのスプーンは「金のスプーン」ではありませんでしたが、かといって単なる「土のスプーン」でもなかった、と思っています。

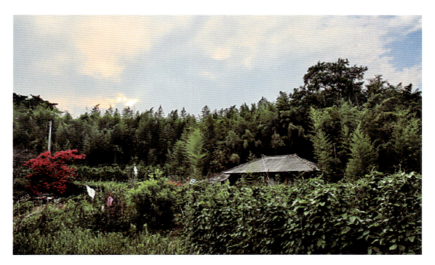
鬱蒼とした竹林に囲まれた生家。歳月を乗り越え、今も当時の姿のまま残っている(2017年)

　多くの場合、たとえたくさんの財産がなかったとしても、私たちの親は私たちをとても愛し、大切に育ててくれました。
　これまでに親が私たちに残してくれた心に響く思い出は、誰にでもあるはずです。
　ほかの人と同じことをしてあげられなかったり、ほかの人が食べている物を食べさせてあげられなくて、辛そうにしている親の表情を私は知っています。
　高価な家を買うお金を残してあげられず、ずっと心苦しさを抱えたまま、子供に言いたいことも言えずにいる親の気持ちもわかります。
　そういった親が与えてくれるものは、本当に何の価値もないものなのでしょうか。
　親は、私たちがお腹の中にいた頃からスプーンを持たせてくれました。
　そして、私たちは大人になったら、逆に親を養い、スプーンを持つ力すらなくなった時は、ご飯やお粥の上におかずをのせて食べさせてあげます。
　やがて親があの世に行く時は、私たちは葬式をあげ、ご飯に匙を挿し、おかずの上に箸を置いて冥福を祈ります。

あなたは自分に「金のスプーン」ではなく「土のスプーン」を与えた親に対し、同じように「土のスプーン」を差し出しますか。「土のスプーン」しか与えてくれなかった親だから、命日やお盆までも記憶から消し去ってしまいますか。

　私たちには皆、それぞれ違う親がいます。
　そして、それぞれの親からもらった大切なスプーンがあるのです。

# 「完全な悪人」はいません

第三話

　今まで生きてきた間に、本当に多くの人たちと出会いました。お世話になった人もたくさんおり、一生の恩人として記憶している方も少なくありません。もちろん私も人間なので、人に対し恨めしい気持ちを抱いたこともありました。

　しかし、私はお世話になった皆さんに恩返しすることで頭がいっぱいで、いつまでも人を恨んでいるような余裕はなかったのです。

　ただ、私はある特定の人物に対する評価を、その人が関わる集団に属するほかの人にも当てはめることは慎むよう、心掛けてきました。

　例えば、ある会社に勤務する人が私を助けてくれたからといって、その会社のことを「とても良い人ばかりが働いている会社である」とは考えませんでした。

　もちろん、人に対する恩を忘れてしまったり、なかったことにするようなつもりはありません。そうした画一的な視点を持つことが、何か大きな過ちの元となりうる、ということに注意したのです。

　世の中には複雑なしがらみがあり、時には嫌な人と出くわすこともあります。そんな時、その人がどの地域、どこの学校、どんな職場にいて、さらにはどういった思想を持つ人なのかにこだわり過ぎ、訳もなく偏見を持ってしまうかもしれません。

　そして、それが元となって大きな過ちを招くことがあります。ある人を恨むことは、その人が生まれた地域、卒業した学校、通う会社、同じ思想の人々までも恨んでしまうことになりかねません。

　私はそのことを恐れるため、良い縁であれ悪い縁であれ、関係を結んだ人に対して、漠然とその人と関わりのあるほかの人々まで一括りにし

29

て感謝したり、恨んだりしてはいけないと思っています。

それは、私が生涯を通して自らを戒めてきたことの一つであり、特に人に恨みを抱くことは慎むよう、一層努力しました。

人類の悲劇の多くは、そうした漠然とした偏見によって引き起こされたのだと私は確信しています。

かつて世界貿易の中心地だったアラビアの人々が商売や計算に長けているのは、ある意味当然のことです。しかし、西洋の人々が「アラブ人は皆、ペテン師だ」という考えを持ってしまったことで、それをこれまでの戦争や大量虐殺の口実としてきたのです。

もちろん、貿易をしていた西洋人の中には、大勢の狡猾なアラブ人に出会った人もいたかもしれません。

しかし、その全体から見たら僅かな経験値をもって「アラブ人は皆、信用できない」という認識を広めた瞬間、偏見に基づいた行いによって悲劇は必然的に起こります。

例を挙げるまでもなく、ヨーロッパ人による南米のインディオ虐殺、ヒトラーのユダヤ人虐殺、大日本帝国時代の朝鮮人・中国人虐殺など、その悲劇は数え切れないほどあります。

ヨーロッパ人は、それまでキリスト教が伝播していなかった南米のインディオを「信仰のない未開人」だとして虐殺しました。また、わずか数十年先に西洋文明を受け入れた日本は、ほかの東洋人を「非文明人」として見下しました。

そして残念なことに、私たち韓国人も選挙のたびに激しい地域感情や数十年前から変わらないイデオロギーによって党利党略の争いを繰り返しています。

それはまさに特定の人から受けたイメージを漠然と拡大解釈したり、何の根拠もない噂をそのまま受け入れてきた結果なのです。

皆さんは特定の人物に対する評価をもって、深い理由もなくその人と関係するすべての人を憎んだり、嫌悪したことはありませんか。

「本当にあいつらときたら……」

もしこのように思ったことがあったり、また今思っているのであれば、その根拠や理由をよく考えてみてください。

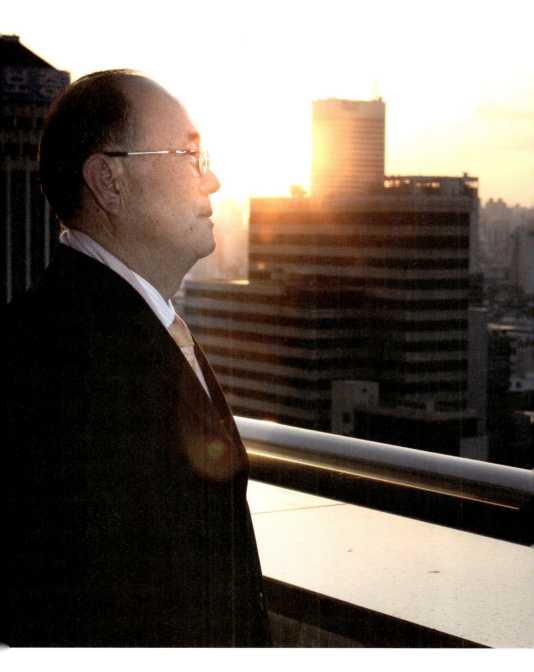

日本統治時代、小学校の女性の先生が私の家で一時的に暮らしていたことがありました。

　とてもお腹が空いていたある日、私はその先生の部屋に呼ばれました。すると、先生は本当に久しぶりの炊きたての白いご飯を出してくれました。おかずといえるのは小皿の醤油だけでしたが、生涯忘れられない食事になりました。80年経った今でも「サイトウ」というその名前が忘れられません。

　かといって、その先生への感謝の気持ちから「日本人は皆、良い人だ」と思うようなことはありませんでした。

　もちろん、植民地時代の記憶により「まったく日本人の奴らは……」と決めつけて、恨むようなこともありませんでしたが……。

　「本当にあの地域の奴らは……」「あの党の奴らは……」「金持ちの奴らは……」といった言葉は、とても恐ろしいと思います。挙句の果てに「とにかく女どもは……」といった言葉さえ耳にすることがあります。

　残念な気持ちを通り越して、ひたすら恐ろしく感じます。

　このままでは、私たちはすぐ側にいる親しい人を「とにかく……」という言葉で理由もなく差別し、拒絶しまうかもしれません。そしてその瞬間、逆に私たち自身がさらに多くの人からの「とにかく……」という言葉の対象になっているかもしれません。

　たとえどの地域の出身であれ、裕福な人であれ貧しい人であれ、またどんな思想を持っていようと、よく観察すればそこに「人の顔」が見えてくるはずです。

　「とにかく女どもは……」と思っている人は、自分の母親、妻や娘のことまで考えてみてください。

　世の中に「悪い人」や「悪い人たちの集まり」はあるのかもしれません。

　しかし、「完全な悪人」は存在しませんし、そんな人たちばかりの世界もないのです。

第
四
話

# 感謝の心を忘れず、
# 悲しみを癒すことができるのは
# 家族がいるからです

　幼い頃、私が育った村の名前は「竹清（チュクチョン）里」でした。

　その美しい名前のとおり、我が家の裏庭には竹林がありました。今でも風が吹く日には、あの頃の竹の揺れる音が聞こえてくるようです。

　私が読んだ本の中で、それを「木が泣く」と表現した作家がいました。木々が風に揺れたり、葉がぶつかり合う音を「泣く」と表現したのです。

　「木が笑う」という言葉は聞いたことがありませんが、逆に「木が泣く」という言葉はなぜか耳に馴染みがあり、心に響くような気がします。

　私たちの先祖は鳥のさえずりを「鳴き声」「鳥が鳴く」といいました。欧米ではそれを「Birds are singing（鳥が歌う）」といいますが、その表現もまた違う趣があります。

　そんな情緒が自然と心に染みついたのか、幼い頃に聞いた竹の音は、なぜか「泣き声」として記憶に残っています。

　私の兄弟はもともと四男一女で、兄が二人いました。

　2番目の兄は、故郷の保寧（ボリョン）から電車で数時間離れた群山（クンサン）駅で鉄道員として働いていました。ところが、列車の連結を外して別の車両につなぐ作業をしていた時に転落事故に遭いました。

　そして破傷風になり、結婚もできないまま若くして亡くなりました。私が20歳になったばかりの頃で、本当に衝撃を受けました。

　それはとてもつらい出来事でした。母はいうまでもなく深い悲しみに打ちひしがれました。かけがえのない若い息子を失ったことで、気絶を繰り返すような日々が続きました。

33

かけがえのない存在のことを韓国では「センテのようだ」といいますが、「センテ」とは本来、人が亡くなって埋葬された後にその墳墓の上を覆う芝のことを意味します。

　我が家では、まさに「センテ」で兄の墳墓を覆わなければなりませんでした。

　人生で初めて経験した身近な人の死により、私は「家族」の意味を深く考えさせられました。いつも無邪気に明るく笑っていた兄の顔を思い出すと、心が引き裂かれるような気持になります。もしほかの家族がいなかったら、果たして私たちはあの悲劇を乗り越えることができたでしょうか。

　もちろん、世の中は悪いことばかりではありません。楽しいことを分かち合える人がいれば、もっと楽しくなるものです。よく考えてみると、私たちは嫌なことや楽しいことがあるたびに、まず家族のことを思い浮かべます。

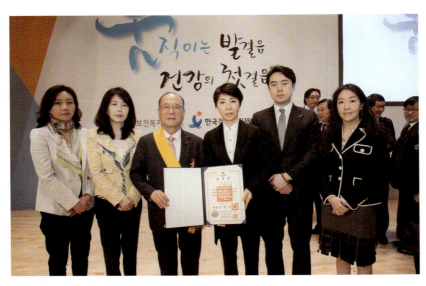

2014年の保健の日の国民勲章無窮花章の授賞式で。家族と共に

珍しい出来事に遭遇したり、思わぬ知らせを聞いた時、無意識に携帯電話を手に取って電話をかけ、人と話題を共有することで、私たちは幸せな気持ちになったり少し安心したりします。

　私たちには嬉しいことと同じくらい、悲しいこともたくさんあるはずです。

　それでも家族の存在そのもののおかげで、私たちはすでに悲しみを癒す準備ができているのかもしれません。何よりも大切な家族に対して、今、私たちはどんな気持ちで接したらよいのでしょうか。

　一人の子供として、夫として、親として生きてきた私の人生はとても愛おしく、感謝にあふれています。かつて共に飢えを乗り越えた時も、家族を失った時も、私はその事実を忘れていません。

　しかし、両親や愛する妻を先に亡くした時は本当につらいものでした。それでも耐えられたのは家族がいたからで、その意味で今の私は家族が作った存在であり、私の長い人生は家族に守られてきたものであるといえます。

　それに加えて、会社の経営者でもある私には、何物にも代えがたい大切なものがあります。

　それは共に困難を乗り越え、会社を守ってきた数多くの現職・OBの保寧ファミリーです。保寧ファミリーがいるからこそ、私は目の前の何に対しても感謝することができ、どんな悲しみも乗り越えることができるのです。

# 想いが道になります

第五話

　昨年の夏、保寧市熊川（ウンチョン）邑にある熊川初等学校（日本の小学校にあたる）を訪ねました。

　妻が眠っている平沢（ピョンテク）の小高い丘を登り、私たちの工場がある礼山（イェサン）を経て２～３時間で到着しました。

　幼い頃は大きく見えた校舎や運動場がなぜ小さく感じられるのか、見るたびに不思議に思います。それでも歳を重ねるごとに、私の心も体も若い頃よりずっと小さくなっているので、今の私にとって、そこは身の丈に合うような田舎の学校です。

　校門をくぐると、左胸に「キム・スンホ」と書かれた名札を付けて、再び初等学校に入学するような気分になります。

　校庭を一周して再び校門を出ると、学校の入り口には碑文が書かれた石がいくつかあります。その片隅には「キム・スンホ功徳碑」も並んでおり、少し照れくさい気持ちです。

　生徒の数が減って運営が厳しくなった母校のために毎年寄付していますが、ごく当たり前のことをしているだけです。功徳でも何でもありません。

　恥ずかしさで目を上げると、学校の前の新道が見えます。

　その左側には私が育った村、竹清里があります。歳をとっておぼつかない足取りではありますが、その村までは一気に歩いて行けそうです。

　それにしても、昔、家から学校まで行き来していた道は、どうしてあんなにも遠く感じたのでしょうか……。

36　第一章　道にでる

もともと我が家は、熊川面松内（ソンネ）里にあり、私もそこで生まれました。父が醸造所を立ち上げた後、事業に失敗して家計が急激に厳しくなり、市内から離れた竹清里に引っ越したのです。

　それまでは家のすぐ近くに学校がありましたが、突然遠くになってしまいました。

　私は6キロ、つまり1.5里も歩いて学校に通わなければなりませんでした。幼い子供が遠くまで、それも息を切らして歩かなければならないような山道でした。

　しかし、深刻な問題はほかにありました。それは空腹です。家計が厳しく、満足に食べられる余裕もなかったので、学校に通う道は険しいだけでなく、空腹に耐えなければならない時間でもありました。本当にその場に座り込んでしまいたくなるようなこともたびたびありました。

　ところが、相当な時間がかかるはずのその道で、私はある時点から流れるような風景を眺め、また多くのことを考えながら歩いていることに気づきました。

　具体的に何を考えていたのかは、今となってはよく覚えていません。何度も通いなれた道ではありますが、日々変化する登下校の道の風景はとてもよく記憶に残っています。本当に不思議なことです。

　山道を登ると大きな木があり、その木の側を曲がると下り坂が始まる。その下り坂を進むと平坦な新道が現れ、もうすぐ学校への長い道のりが終わる。そんなことを今もよく覚えているのです。

　冬になると、帰り道で手前の丘を早く登らないと日が暮れる前に家に着くことができない、ということを頭に叩き込みました。足を早めてようやく丘を越え、遠くの西海（日本でいう黄海）の風景が目に入れば、もうすぐ母が作ってくれたご飯を食べて空腹を満たすことができる、と心に刻んだのです。

　そんなふうにして往復3里を通ったためか、私はあまり疲れませんでした。それはその道が私の想いそのものになったからです。

生きていく中で、誰もが様々なことに遭遇します。でもよく考えると、過去にも同じような出来事はたくさんあったはずです。そして、その時間をどう乗り越えたかを思い出すことができれば、目の前の新たな困難を乗り越える方法が見つかるかもしれません。

　想いが道になります。
　たとえつらいことがあっても、それは新たに私たちが歩むべき道を教えてくれる大切な経験となるのではないでしょうか。

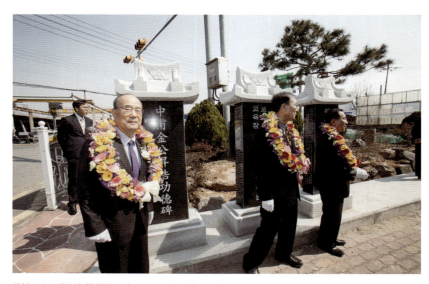

母校である熊川初等学校に建てられた功徳碑の除幕式にて

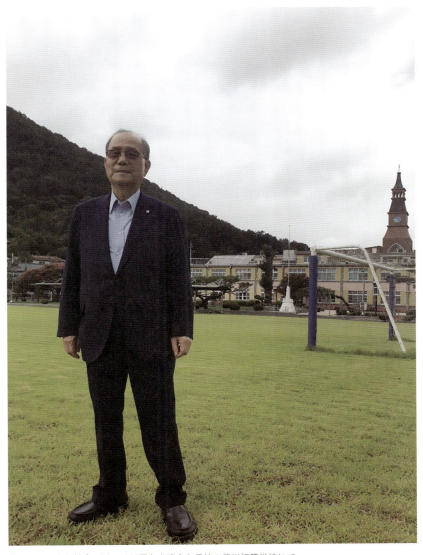

昔のままの山と校舎、そして100周年を迎えた母校の熊川初等学校にて

# 薬の意味を考えた80年

第六話

　「薬」という字は、二つの漢字の意味を組み合わせたものです。

　文字の上にある草冠（艹）は、まさに私たちが自然から得る様々な植物を意味します。

　そして「楽」という字は、楽しみ、幸せを意味します。

　人間は科学が発達したり、西洋医学が誕生する以前には、色々な植物を薬として使いました。その薬は病人を治し、再び楽しみと幸福感を与えたのです。

　私がその漢字の意味を知ったのは、中学・高校に通ってからでした。

　そして、その漢字が持つ本当の意味、つまり薬の価値を理解したのは、それからずっと後のことでした。しかしよく考えてみると、私は幼い頃からその意味を漠然とわかっていたのかもしれません。

　家計が厳しくなると、歳の離れた上の兄が働くようになりました。

　父が醸造所で造っていたのは、当然ながらお酒です。

　私は今、残念ながら健康上の理由でお酒を止めていますが、10年前まではどんな種類のお酒でも嗜む大酒飲みでした。

　心身をコントロールできずに飲むと、お酒は毒になることもありますが、私はそのような失敗をした経験がないので、お酒はまさに楽しみを与えてくれる「楽水」であり、日々の疲れを癒す「薬水」でもありました。

　兄が始めた事業は父の醸造所とはまったく違う種類の楽しさと幸せを人々に与える仕事でした。

　それは薬局です。

40　第一章　道にでる

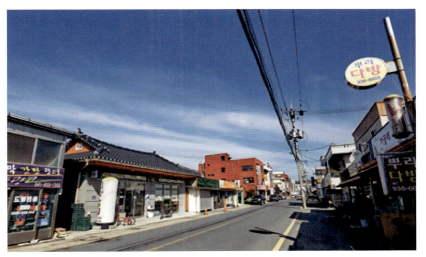
以前は熊川面事務所の新道の前にあったテチャン薬局の場所。今はコンビニが建っている

　兄は学校を卒業し、公州（コンジュ）道立病院の薬務課で働きながら、薬を取り扱うための資格である薬種商の試験に合格しました。
　そして、その経歴を活かして熊川面の新道沿いに平屋のブリキ屋根の家を借りて、「テチャン薬房」という小さな看板を掲げました。
　日本統治時代の末期で、太平洋戦争により皆が苦境に立たされた頃でした。薬局の棚に並ぶ薬は種類も少なく、品質も良くありませんでした。
　それでも、私は学校が終わるとすぐに薬房へと駆けつけました。そこには病気の人や、病気の家族がいる人がいて、彼らの切実な表情を目の当たりにしたことで、薬局が、薬がどんなに重要な役割を果たしているのか、漠然と知ることができました。

皆が貧しかった時代です。薬が買えるのはまだ良いほうで、薬局に行くための交通費もないくらい貧乏な人もたくさんいたのです。

　そういった人たちは藁にすがるような思いで山奥まで登り、薬として使えるような草を自分で摘みました。「草（艹）」から「幸せ（楽)」を取り戻したい、という切実な行動です。

　これまでの人生で、私はたくさんの大切な人を見送ってきました。

　人が病魔に苦しむ様子を見てきたので、山奥まで行って薬に使える草を摘んできたいと思う気持ちが本当によくわかります。

　薬局という場所と初めて出会ってから約80年、製薬業に携わって60年以上経った今でも、私の気持ちは変わっていません。

第七話

# 1本の草にも願いを込めた
# 名前があります

— インディアン式ネーミング

　かつてアメリカ大陸の先住民であったインディアンは、人の特徴やその人がこうありたいと思う姿、その人に対する願いなどにちなんだ名前をつけたそうです。「腕立て伏せが得意な人」「石を遠くに投げる人」「馬に乗って速く走る人」のような名前です。そのため、インディアンは生まれてすぐではなく、ある程度成長した後で名前をつけることが多かったそうです。

　そう考えると、文字の一つ一つにそれぞれの意味を持つ漢字で名前をつける中国、韓国、日本のような国は、古くからインディアン的に名前を付けているといえます。

　私が受け継いだ姓である「キム（金）」に続く名前の「昇（スン）」と「浩（ホ）」の字には、「生きている間に高い境地に達し、広い視野を持て」という親の願いが込められています。もちろん、私の子や孫の名前にも私たち家族の願いが込められています。

　ところが、国民学校（初等学校の旧称）の高学年になると、私の名前が変わってしまいました。

　そうです、日本が創氏改名を強制したからです。

　私は「スンホ（昇浩）」という親の願いが込められた名前に代わって、強制的に「松原」という名前をつけられ、「スンホ」ではなく「松原」と呼ばれるようになりました。

43

夢を育くみ、本が入った包みを背負って一目散に走った熊川の故郷の道(2017年)

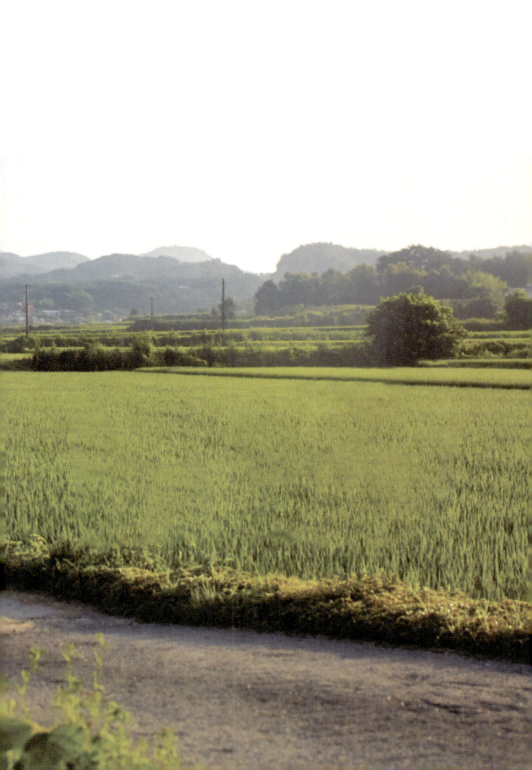

「生きている間に高い境地に達し、広い視野を持て」という私の本名の深い意味は奪われ、いきなり「松の木が茂るところ」というおかしな名前になったのです。もちろん、それは日本人教師の監視が厳重だった学校の中だけでのことでしたが、幼い私もまったくなじめず、とても奇妙な感覚でした。

国民学校を卒業してすぐに光復（日本の植民地支配からの解放）を迎えたので、それはごく短い期間のことでしたが、今でも「松原」という名前はよく覚えています。

同時に、そのことは「二度と私の本来の名前を失わない」という強い決意にもなりました。

早くから製薬業、特に生薬製剤で製薬を始めた会社では、その薬材にも人と同じように意味のある名前がつけられていることを知りました。

例えば「防風（ボウフウ、セリ科の多年草）」という名前の薬材には「中風（手足のしびれ、麻痺、言語障害など）を防ぐ」という効能が、「牛膝（「牛の膝」という意味・ゴシツ、イノコズチ属の多年草)」には「膝に効く」という効能があります。

もちろん、その名前には薬効と共に「病気が直りますように」と願う薬草を摘む人々の想いが込められていたのでしょう。草1本の名前ですらそうなのですから、人の名前はどれだけ大切でしょうか。

今、あなたが困難に直面しているのであれば、それに立ち向かう覚悟でインディアン式の名前を一つ持ってみてはいかがでしょうか。

「立ち直る人」「決して転ばない人」のようにです。

今、「新型コロナウイルス」により大勢の人が苦しんでいます。私はすべての人々に一つの名前を付けてあげたいと思います。

それは「ウイルスを乗り越えた人」という名前です。

第
八
話

# 想いが道となり、
# 未来へ託す遺産になる

## ― 薬と薬局にまつわる思い出の道

　兄のおかげで、私の幼い中に「薬」という新しい記憶が加わりました。
それも、かなり心の奥深くまで。
　そして、その記憶は後にまた別の記憶へとつながっていきます。

　兄のおかげで家計がある程度立ち直り、私はソウルの学校へ進学する
ことができました。中・高一貫校である崇文（スンムン）学校に入学し
た私は、薬局で下宿することになりした。
　はとこの兄さんが忠清南道洪城（ホンソン）郡広川（クァンチョン）
邑で広川薬房を運営して成功し、ソウルに移って洪城薬局という新しい
名前で薬局を始めました。私はその薬局の2階の畳部屋で、寝泊まりし
ながら勉強したのです。
　洪城薬局は、規模はもちろん、扱う薬の種類も多く、兄のテチャン薬
房とは比べ物にならないほどでした。
　私は薬品の箱を運ぶ手伝いをすることで、下宿代を免じてもらいまし
た。

　そのようにして中学・高校に通ったので、薬局のどこに何の薬があり、
その薬にはどういった効能があるのか、全部覚えることができました。
　国民学校を卒業する直前からの6年間ですから、とても長い期間です。
しかも物覚えが良く、想像力豊かな思春期のことです。薬局と薬のことが、
当時の私の頭の中の多くの部分を占めていました。
　洪城薬局から学校まで登下校する道、そこが鍾路（チョンノ）五街で
した。

47

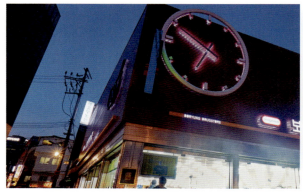
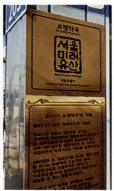

ソウルの未来遺産となった保寧薬局の全景と銘板

　私はその後、鍾路五街で薬局を始め、製薬の夢を育みました。今も鍾路五街には保寧薬局があります。
　保寧薬局ができてから、鍾路五街は薬局通りになりました。現在、保寧薬局の壁面にはソウル市が掲げたこのような銘板があります。

　ソウル未来遺産

　私にはテチャン薬房から洪城薬局へ、そして保寧薬局へとつながる思い出があります。それが今、「未来への遺産」となったことにとても感謝しています。つまりそれは、私の想いが道になった、ということなのだと思います。

48　　第一章　道にでる

第
九
話

# 19歳の頃の戦争は
# まだ終わっていません

　終戦に関する話が、再び政治的な話題になっています。

　ここでいう戦争とは、1950年6月25日に起きた朝鮮戦争のことです。しかし、まだ終戦を迎えていないので、70年経った今でも戦争は続いています。

　昔、イギリスとフランスが戦った百年戦争がありますが、実際には槍と剣で小規模な戦いを断続的に続けていた、という中世の出来事に過ぎません。

　戦車や飛行機が動員される20世紀の近代戦争は、短ければ数か月、長くても数年で終わります。ではなぜ、韓国で起きた朝鮮戦争は70年も続いているのでしょうか。

　故郷を離れソウルに来て、大きな変化を迎えた私は、学校と薬局を行き来しながら比較的うまく中学・高校生活に適応していました。

　ところが高校三年生の時、まったく予想していなかったもっと大きな変化が訪れます。

　私のみならず、誰にとっても衝撃的な出来事、それが朝鮮戦争でした。

　戦争が勃発したと聞いた後、これから一体何が起こるのかわからないような状況が続き、家で息を潜めるように暮らしていました。

49

それは３日目のことでした。

　人民軍がミアリ峠を越えた、という噂が流れました。

　「ああ、数時間後にはこの町内にも恐ろしい人民軍が現れる」と思ったのもつかの間、その瞬間は予想以上に早く訪れました。人民軍の主力部隊が戦車に乗ってやって来たのです。

　ついに苑南（ウォンナム）洞に戦車が現れ、私はその姿を生まれて初めて間近で見ました。

　戦車は20台程度でしたが、思っていたほど大きくなく、少し妙な気持ちになりました。北朝鮮の戦車は、まるで瓦屋のように巨大で恐ろしい代物だと思っていたからです。

　しかし不思議なことに、人民軍が通る道端には大勢の人が集まって、北朝鮮の国旗を振りながら人民軍の歌を歌っていました。ほんの数日前、いえ、ほんの少し前まで、そんな人がいたらすぐに刑務所に連れていかれるか、警官に撃たれていたことでしょう。

　一体どこからあんなに大勢の人が集まってきたのか、本当にわかりませんでした。

　おそらく人民軍が南下して来た際に、自分たちを歓迎する群衆も一緒にトラックで載せてやって来たのだろう、と私は推測しました。


　小雨が降っていたその日、空には人民軍の戦闘機が飛んでいました。ソウル駅のほうからは、ものすごい爆弾の音が鳴り響きました。


　私は戦争が起きてから数週間はソウルにいましたが、その後、故郷に避難しました。

　ソウルで身を隠すようにして不安な時間を過ごしていましたが、人民軍が大田（テジョン）に南下した隙にソウルを脱出したのです。

　故郷の熊川までひたすら歩いて行きました。しばらく休んではまた歩き、少しお粥を食べてまた歩きました。本当に長い道のりでした。

今も「終戦」していない「休戦」状態なので、私たちの民族はまるで戦争に憑りつかれたように苦しい歩みを続けているともいえます。

　洋上では公務員が殺害される事件が発生し、離散した家族の多くはまだ生死さえもわかりません。その一方で、韓国と北朝鮮双方の兵士はどこの国の軍隊よりも厳しい戦闘訓練を受けています。今もまだ戦争は続いているのです。

　私は、靴が擦り切れ、底が割れるほど歩き続けたあの幼い日のことをよく思い出します。そして今、私たちの民族が戦争の恐怖から解放され、その苦渋に満ちた歴史に終止符を打つことができるよう、心から願っています。

　初めて戦車を見た時、私は人民軍が南下して来て自分たちを歓迎する群衆も一緒にトラックに載せてきたのだと考えましたが、それはまったくの見当違いでした。表向きにはわからなかったものの、すでに韓国では内部的に戦争が起きていたのです。

　終戦に関する問題であれ、イデオロギーに関する問題であれ、同じ民族同士の戦争は何としてもいち早く終わらせなければなりません。

第十話

# 避けることはできなくても、
# 乗り越えることはできます

## ── 急激な変化に立ち向かう方法


　人生には、生涯を通して数回あるかどうかの急激な変化を迎える瞬間
があります。1990年代末のIMF通貨危機で突然失業者やホームレスに転
落した人々や、今の「新型コロナウイルス」で困難に直面している多く
の人々がまさにそうだと思います。 急激な変化は、いつも予告なしで突
然やって来ます。

　そのためになおさら対処が難しく、その衝撃も大きいため、皆、どう
乗り越えればいいのかわからなくなります。

　そんな中、変化に適応する術を見つけて乗り越え、早々に立ち直る人
がいます。一方、どう対処すべきかわからずに戸惑って、さらに大きな
困難を招いてしまうような人もいます。


　故郷の家に避難した後、不安な気持ちで戦争のニュースを聞いていた
ところ、朗報が飛び込んできました。

　9月28日にソウルを奪還し、首都を取り戻した韓国軍が北進している、
というニュースです。私は「また勉強ができるようになった」と思い、
とても嬉しい気持ちでソウルの洪城薬局に戻りました。

　ようやく登校できた日、私を待っていたのは先生ではなく国軍の徴兵
官でした。多少戦況が良くなったとはいえ、まだまだ兵士の数が足りず、
高校生を徴兵しようしていたのです。


　きっと私の前にはまったく未知の世界が待ち受けているのだろうと察
しました。それは避けることもできず、また避けられる気すらしません
でした。


52　　第一章　道にでる

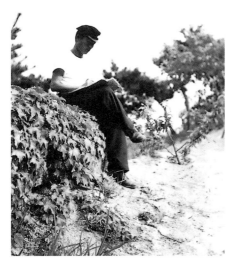
崇文高校の在学中に蔦の上に座って

　韓国が同族同士の悲劇的な戦争の渦中にあることは明白な事実であり、そうした状況で学生服の代わりに軍服を着なければならないことも、私の目の前にある不可避な現実でした。
　数日後、私はほかの友達と一緒に軍用トラックの後ろに乗りました。学校の風景が、ソウルの街並みが次第に遠くなっていきます。
　その時、私は満18歳でした。

　軍用トラックの上で不安な気持ちで過ごした時間はとても長く感じられましたが、トラックから降りて着いたのは、私たちの学校からわずか数キロ離れた乙支路（ウルジロ）二街の清渓（チョンゲ）国民学校でした。
　運動場に立つと、すべての風景が見慣れないものでした。私が通っていた故郷の熊川国民学校のような、整然とした運動場ではありません。校庭は各地から動員されてきた少年や青年たちで埋め尽くされていました。
　片隅では彼らに食べさせるためのご飯を炊いていました。大きな釜でご飯を炊き、シャベルでかき混ぜるのを見たのは初めてでした。

53

そして、地面に座って順番を待っていた私は、おにぎりを一つもらいました。ご飯に塩を少し付けただけの、まさに「握り拳」のようなおにぎりでした。

　やがて、私は列車の貨物室に載せられて、どこかへと向かっていました。貨物室にいる人々は、誰もしゃべりません。
　どこへ行くのか、何が起こるのか、誰もわからなかったし、知ることもできませんでした。ただ、運命を待つしかありませんでした。
　突然訪れる変化が人々、特に青少年に与える衝撃は大きなものです。貨物室での長い沈黙は、どんな音よりも大きい無言の悲鳴のようでした。
　貨物室から降り、私たちは釜山（プサン）に来たことを知りました。もちろん、釜山は初めてでしたし、西海ではなく南海を見たのもその時が初めてでした。

　学徒兵の訓練場所は、釜山国民学校の中にありました。
　宿舎があるはずもなく、私たちはあちこちの教室に入り乱れて寝泊まりしました。トイレは運動場の向こう側にありましたが、そこを行き来する際、私たちは全員裸で走らなければなりませんでした。
　皆が学校から逃げ出さないよう、トイレに行く時は服を脱がせるのです。
　釜山に着いた時はすでに10月だったので、夜明けはかなり寒くなっていました。
　布団らしきものも支給されず、毎晩、全身が凍える思いでした。ぬるま湯が出る洗面台は釜山鎮（プサンジン）にあったので、私たちは朝晩、顔を洗うためにそこまで集団で移動しました。

　そうして3週間の訓練が終わりました。
　訓練とはいっても、釜山白（プサンベク）病院内に設けられた仮設射撃場で小銃を数回撃ったことと、小隊戦闘を一～二回やっただけのことです。
　それでも、私は誰よりも熱心に射撃術を身につけ、銃剣術を習いました。
　突然、故郷でもソウルでもない見ず知らずの釜山に連行されたことは突然の思いもよらぬ出来事でしたが、私にはこれからもっと大きな変化を迎えるであろうことがわかっていました。

54　第一章　道にでる

そして、その変化に対応するために、それなりの準備をしようと思ったのです。

　戦争が起きてから、いつの間にか70年が経ちました。
　それ以来、私には数多くの変化が訪れましたが、そのたびに私は釜山の訓練所を思い出します。
　それは、私が変化に立ち向かう気持ちを高めるための方法の一つでした。
　今も、私たちには色々な変化が迫ってきています。
　どのような変化であるかはわかりませんし、その変化を事前に察知して避けることも困難です。しかし、避けることはできなくても、対応して乗り越えることはできます。
　変化に戸惑ってまごつくのか、変化を恐れずに立ち向かうのか、それはすべての人々に課せられたそれぞれの選択なのです。

# 変えられない運命はありません

第十一話

　運命というものはあるのでしょうか。

　神様が前もって決めたような、避けられない宿命はあるのでしょうか。

　私は、そういったものを一切信じていません。それは70年前の戦争をとおして悟ったことです。

　3週間の訓練が終わり、私は同期生たちと運動場に整列しました。やはり、釜山に来た時の貨物室のように、皆、無言でした。あの貨物室で皆が沈黙している間は時折、泣き声も聞こえてきましたが、もうそのような音すら聞こえません。

　短期間の訓練を受けたことで立派な兵士になったから、という訳ではありません。すでに皆、これから起こることをわかっていましたし、泣いたところでどうにもならない、避けられないものであることを知っていたからです。

　私たちが向かう先は、激しい戦闘が繰り広げられている最前線でした。

　中国軍の参戦以降、一進一退の激しい戦闘が繰り広げられているその場所では、兵士3人のうち1人が死んだり、負傷したりすることがよく知られていました。

　じきに前線へと送られる私たちは米軍のコートを着ていました。皆、運動場の地面にコートの裾を引きずっています。

　米軍のコートはとても大きく、軍服すら着ていなかった幼い私たちには余計にだぶついて見えました。私もそうでした。

56　第一章　道にでる

ぶかぶかのコートを着て毛布一枚を肩に担いでいたあの時の私の姿を誰かが見たら、戦闘に出てすぐ、１〜２時間ももたずに戦死するだろうと思ったかもしれません。しかし、私は慌てることも、恐れることもありませんでした。自分なりに努力して身につけた射撃の腕前と、銃剣術を信じていたからです。

　実際に撃ったのはたったの９発だけでしたが、標的に命中したその９発がもたらすその力を、私は信じていました。

　もしも私が死ぬ運命にあるのなら、いっそのこと立ち向かってみようと思いました。

　その時、私を呼ぶ思いがけない声が聞こえてきました。

　「お前、こっちへ来い！」

　私を呼んだのは、私たちを訓練した先任下士官でした。私は何か悪いことをしたのかと思って驚きました。

　同時に「これから死地に赴く自分には、もう関係のないことだろう」とも思いました。


　不思議な表情で先任下士官を見ていると、彼は言いました。

　「お前はなぜそこに立っているんだ？」

　そして彼の次の一言が、再び私に大きな変化をもたらしました。もし運命というものがあるとしたら、まさにそれが私の運命を変える言葉でした。

　「お前は残って、助教（訓練兵の教育係）をやれ！」

　そうして、私は前線へ行かずに後方に残ることになりました。後年、その時の話をすると皆、私にこう言います。

　「それは運命だよ、運命！」

　しかし、私は運命を信じないため、そのように言われても苦笑するしかありません。運命は信じませんし、もしあったとしても変えられない運命などないのです。


　私は迫り来る死を前に、「信じられるのは自分の射撃の腕だけだ」という思いで、９発に全神経を集中させ、小隊訓練でも誰よりも速く走り、精力的に動きました。

そんな私を見ていた先任下士官が「ほかの兵士の教育をさせたほうが、軍の利益になるだろう」と考えたのです。

　あの時、19歳で前線に行ったとしたら、私は20歳を迎えられずに死んでいたかもしれません。

　認識番号もなかったため、遺体を探すのは困難ですし、仮に発見されたとしても無名勇士の墓に一緒に埋葬されていたことでしょう。

　もしそれが運命だったとしても、私は自分自身でその運命を変えたのだと思います。


　私は、いわゆる「運命」のようなものはないと思っています。仮にあったとしても、変えられない運命などありません。

# 余裕があるからではなく、意思があるから分け合うのです

第十二話

　日本統治時代に、一時期私の故郷の家で暮らしていた「サイトウ」という小学校の女性の先生がいましたが、ある日、お腹を空かせていた私を自分の部屋に呼び、一杯の白いご飯と醤油を出してくれました。

　誰かに与える人は、与えるものを持っている人ではありません。誰かに与えようという意思さえあれば、私たちはどんなものでも与えることができます。

　余裕があるから分け合うのではありません。
　分け合おうという意思があるから、分け合うのです。

　最前線に行くことは免れたものの、戦争中は気兼ねなく休める場所や安心できる時間など誰にもありません。
　私は、釜山の亀浦（クポ）亀明（クミョン）国民学校内に創設された訓練所で、助教として服務しました。
　物資がまともに補給されなかったので、近くの田んぼから稲わらを持ってきて布団にしました。助教用の軍服もなかったので、地面を引きずる米軍の軍服もそのまま着なければなりませんでした。

　しかし、何よりも苦痛だったのは空腹です。

59

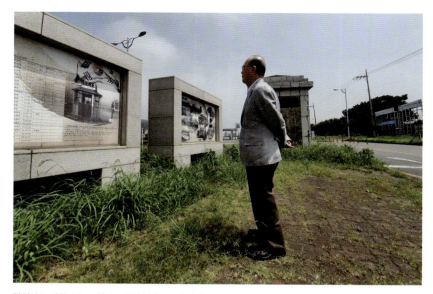

戦時中に助教として勤務した済州(チェジュ)島
摹瑟浦(モスルポ)陸軍第一訓練所(強兵台)の前で

　1951年1月4日、韓国軍と米軍が後退したことで済州島に第一訓練所が作られ、私たちの部隊は釜山を離れてそこに合流しました。
　釜山から摹瑟浦へと向かうLST（米軍上陸作戦用の艦艇）は揺れがひどく、海を渡る一晩中、多くの考えが頭をよぎりました。
　済州島は釜山より南にありましたが、はるかに危険な場所でした。
　仁川（インチョン）上陸作戦の後、南に残された共産主義者たちが済州島にも大勢いました。漢拏（ハンラ）山を拠点とし、韓国軍との熾烈な戦闘が連日続きました。
　作戦所の兵士として勤務していた私は、毎日緊張の中で生活しなければなりませんでした。
　その一方で、私は熱心に新兵を訓練しました。
　前線で死なずに生き残るためには、訓練だけが最高の武器であり、私にできる最も重要な任務でした。私が釜山で自分の運命を変えようと必死で努力したように、私は新兵たちの運命を変えようと懸命に射撃と銃剣術を習得させました。

済州で勤務していたある日、教官は私に意外な提案をしました。
「将校として働いてみないか？」
　士官学校はおろか、軍学校の近くに立ち寄ったことすらない私には、思いもよらない申し出でした。当時は初級将校の確保が急務だったため、一定の教育さえ受けていれば誰でも将校になることができたのです。
　私はしばらく悩みましたが、その提案を受け入れることにしました。

　もし助教として10人の新兵の運命を変えることができるなら、将校になればその10倍の兵士を守ることができる、と思ったからです。
　私は全羅南（チョンラナム）道の光州（クァンジュ）で3か月間将校基礎訓練を受けた後、工兵将校になる道を選びました。工兵は兵士を守る戦闘要衝地を構築し、反撃に必要な装備を用意します。戦争が膠着状態に陥り、工兵の活躍がより重要視されるようになった時期だったからです。
　工兵将校の特別訓練を受けるため、私は慶尚南（キョンサンナム）道の金海（キムヘ）へ向かいました。
　その途中、三浪津（サムランジン）に立ち寄る機会があり、お腹が空いたのでパン屋に駆け込みました。ところが、パン屋の主人が「お金を見せてくれ」と言うのでいぶかしく思いつつ見せると、彼は妙なことを言って首を横に振りました。
「このお金じゃあ何も買えないよ」
　将校候補生がわずかな給料をコツコツと貯めたお金だったのに、まさに晴天の霹靂のような思いでした。後でわかったことですが、貨幣改革が行われた直後だったので、旧貨幣で支給された私の給料はすでにお金としての価値がなかったのです。
　以前の貨幣で10円だったパンの値段は、新しい貨幣では100円になったようなものですから、以前のお金で買えるような物は何もありません。
　空腹に耐えてその場を去った日のことは、本当に忘れることができません。釜の上では肉まんとあんまんが、美味しそうに湯気を立てていました。

　金海で工兵将校の訓練を受けていた時も、まさに空腹と疲労の日々でした。週に3～4日は負荷の大きい夜間完全武装の非常時訓練を行いましたが、食事はお粥のみで、しかもほんの一口ほどしかありませんでした。

私はある日、久しぶりの外出許可をもらい、仲間の候補生と一緒に訓練所の外に出ました。戦争中なので遠くに行くこともできず、しかもよくわからない土地だったので、特に行きたい所もありません。私たちは少し迷った末、金海近郊のある国民学校の教務主任の先生の官舎へ向かいました。

　その先生は、部隊内で一番仲良くしていた同僚候補生の父親で、面会に来た時にお会いした人でした。

　そんな面識があるという程度の人でしたが、行くあてのない私にとっては大切な知人です。

　単にご挨拶だけでもできる人がいるのは、本当にありがたいことだったのです。

　教務主任の先生のお宅は官舎でしたが、粗末な藁葺き屋根の家でした。

　私たちを快く迎えてくれた先生に挨拶だけして立ち去ろうとすると、先生は私たちを家の中に入れてくれました。

　そしてしばらくすると、奥様が私たちに夕食を用意してくださったのです。

　皆が貧しかった時なので、食膳の上にあるのは真鍮の器に入った山盛りの麦飯とコチュジャンだけでした。空腹の兵士たちに肉のおかずを食べさせてあげられないと、ご夫婦はとても申し訳なさそうな顔をしていました。

　出された夕食を二人で食べ切っても空腹は満たされず、本当は「もっとください」と言いたいところでしたが、とてもそんなことは言い出せませんでした。私は、あの日の夕食を忘れることができません。


　昔、幼かった頃にサイトウ先生が作ってくれたご飯を思い出し、涙をこらえるのがやっとでした。

　その一生忘れられない食事を経験し、私は今も胸に刻んでいることがあります。

　誰かに何かを与える人は、それを持っている人ではありません。誰かに与えようとする意思さえあれば、私たちはどんなものでも与えることができる、ということです。

　余裕があるから分け合うのではありません。

　分け合おうという意思があるから、分け合うのです。


62　　第一章　道にでる

第
十
三
話

# ゆっくり動くと
# 周りが正確に見え、
# 気持ちが落ち着くと
# 進むべき道が見えます

　歳をとると外出するのも大変ですし、日常生活でさえ体が追いつかないことがよくあります。
　ほかの人が見たら、さぞもどかしく思うこともあるでしょう。でも、誰より一番もどかしいと思っているのは、私自身です。以前のように若かったらあっという間に終えられたことにも時間がかかり、気が向いた時にすぐに走って行けた場所も遠くに感じられて、並々ならぬ準備をしなければなりません。
　そんな時、青年の頃を思い出したりします。
　金海で工兵士官候補生の教育を受けていた時は、本当に言葉にできないくらいつらく、思わず「生きた心地がしない」と口にしてしまうほどでした。

　当時、移動するために歩くことはありませんでした。
　一人であれ、小隊単位であれ、訓練の時はもちろん、食事の時も、トイレに行く時も、駆け足で移動しなければなりません。

　あまりにも空腹だったので、食事の時間が来た時は「走るな」と言われても走ったことでしょう。しかも食事はたったの30秒で済ませなければなりませんでした。
　そんな訳で、食べに行く時も、食べている時も、食器を片付ける時も、私は常に走っていたのです。

63

寝ている時も、何かにつけて非常訓練のサイレンが鳴ったり、急に教官の起床命令が下されます。施錠された武器置き場から自分の銃を取り出して完全武装するまで、わずか5分間の猶予しかありません。

　寝ぼけた状態で時間内に戦闘準備を終えなければならないので、内務班の中はまさに大混乱です。最初の頃はいつもうまくいきませんでした。一人でも武装が不十分だったり、時間をオーバーすると、連帯責任で班の全員が罰を受けました。

　私たちは部隊の近くの貯水池へ行き、訓練で水の中に入ったり、出たりを繰り返しました。私がその訓練を受けたのは1951年1月4日の後退直後ですから、いくら南の地とはいえ、貯水池の水は骨の髄まで凍るほどの冷たさでした。

　夜通しの非常訓練を終えると、待ちに待った食事の時間です。そうはいっても出てくるのはビスケット2枚だけでした。部隊員は合計50名いて、それに対し国防部が支給する食事の量は100個入りのビスケット2箱です。計算上は一人あたり4枚もらえますが、うち1箱は上級部隊に送らなければならなかったのです。もし送らなければ、懲罰を受けることになります。


　普段の食事はご飯と汁ものが出ます。しかし、ご飯はほんの一さじ程度しかなく、汁は水に塩を入れただけの塩水です。


　野外訓練の時は、重曹で膨らませたパンを作って売っている商人が、訓練場の近くにいました。寛大な教官なら見て見ぬふりをしてくれるので、私たちはパンを買えるのですが、職業軍人のような厳しい教官はそれすら許してくれませんでした。そんな時は、こっそりパンを買って軍装に隠しておき、夜中にベッドでひそかに一口ずつ食べたりしたのです。

　そのパンは「虫パン」といいました。なぜそういう名前なのかはわかりません。

　当時の私たちの立場もまるで「虫」同然だったので、その名前を言う時も食べる時も、ほんの少しみじめな気持ちになりました。

　私たち候補生にとっての最大の楽しみは週末の外出でした。しかし、それは毎週必ず与えられるものではありません。金曜日に内務班が検査を行い、合格しなければ外出が許可されないのです。

　不合格なら、土曜日と日曜日もご飯一さじと塩水の食事で我慢しなけ

ればならないのですから、その検査の時間はまさに天国と地獄の境界です。

　外出許可が下りて、土曜日の午後から日曜日の午後までにやることといえば、ひたすら食べて、食べまくることでした。部隊に戻ると満腹で、靴ひもを解くことすらできません。それでも次の週の外出時にありつく食べ物のことを思い浮かべながら、また訓練に励むのです。

　貧しかった時代は皆そうであったように、私も除隊後はたとえ何をするにしても、全力を尽くそうと思いました。皆が歩くなら自分は走る。皆が走るならもっと速く走る。本当に情熱的な時代でしたし、将校候補生の教育という仕事がその情熱に火をつけたのかもしれません。もちろん今、私は速く走ることはできませんが、それほど悲しくはありません。

　動作をゆっくりすると、ミスが少なくなります。焦ってしくじることが減れば、後悔せずに済みます。

　そう思うと、体が歳をとることも、悲しむことばかりではないような気がします。

　これから私の体は益々動きづらくなることでしょう。ですが、動作がゆっくりになれば周りが正確に見え、心が落ち着いているので進むべき道がわかります。

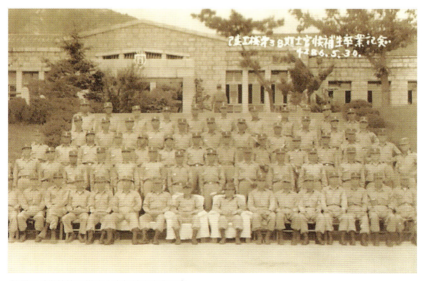

陸軍工兵学校第38期生士官候補生卒業記念

第
十
四
話

# 運の良し悪しは考えず、
# 起きたことを受け入れる

　一時期、果たして運というものはあるのかを真剣に考えたことがあります。

　でも、ほんの短い期間です。

　6か月間の士官候補生の教育を終え、1953年5月に工兵将校になりました。最初に配属されたのは、江原（カンウォン）道洪川（ホンチョン）の百巌（ペクアム）山にあった陸軍第六師団でした。

　1951年1月4日の後退後、戦争は膠着状態に陥り、韓国と北朝鮮は38度線を境目にして、少しでも多くの土地を占領しようと激しく争いました。

　江原道地域はまさにその最前線でした。特に、第六師団は人民軍や中国軍と直接対峙する激戦区にありました。

　第六師団に到着した時、部隊の中はまさに戦場のようでした。負傷者や死亡者が続出し、すべての部隊員は緊張状態にありました。

　実のところ、私は工兵将校なので、後方に配属されると思っていました。ところが、工兵一隊小隊は陸軍大隊級の部隊ごとに配属されるため、私は最前線の大隊に配属される工兵部隊の小隊長になったのです。

　これに関しては「運がなかった」といえるかもしれません。しかし兵士が、それも戦闘の真っ最中にいる兵士が「運」についてあれこれ考える余地などありません。

　最前線で敵軍と戦って生き残る人もいる。一方、後方の部隊にいても事故で死ぬ人がいる。それが兵士であり、戦争なのです。

66　　第一章　道にでる

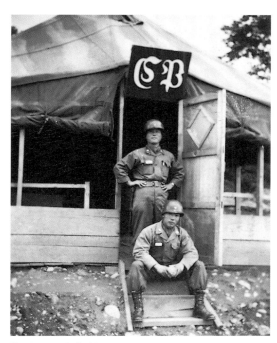

第六師団工兵将校時代

　陸軍大隊級の部隊ごとに工兵一小隊が配属されるため、陸軍大隊長の立場からすれば、工兵小隊は直属の歩兵ではない「義理の子供」のような存在だったのでしょう。そのためかはわかりませんが、私たちの小隊が担当するのは、常に最も危険な任務でした。

　最前線に行って地雷を埋めなければならない時も、両側で人民軍と韓国軍が対峙している地域の真ん中を横断しなければならないので、いつ撃たれるかわかりません。ほかにも、橋やトーチカの爆破などもすべて私たち小隊の任務だったので、1日の終わりには今日も生き延びたこと、手足が無事なことにひたすら感謝しました。

　いつも午後3時か4時くらいになると、韓国軍が大砲を撃ち始めました。戦争初期とは異なり、当時は韓国軍の火力のほうがはるかに優れていました。砲撃と戦闘は夜中の1～2時頃になってようやく終わります。

　私たち小隊は待機していて、銃撃の音が鳴りやむと、戦闘現場の収拾のために出動しました。車に乗って行くと、車輪がガタガタ揺れます。

それは横たわる死体のせいでした。

　中にはまだ生きている敵兵もいて「助けてくれ」「連れて行ってくれ」と私たちにしがみついてくることもありました。

　状況が許さなかったとはいえ、彼らを見放したあの瞬間を忘れることができません。

　私にはすぐにやるべきことがあり、急いで前線へと駆けつけなければならず、負傷者の手当てをしている暇はありませんでした。

　そこに留まっていたら私は任務を完遂できず、それが味方にとって致命的な結果をもたらす可能性もあります。

　これまでの人生の中で、私は誰かを助けるために相応の努力をしてきました。助けが必要な人のお願いを断ることは、ほとんどなかったと思います。

　そんな私も若かりし頃、「助けて」という救いを求める叫び声を無視したのです。

　世の中で最もむごい行為は戦争で、最も悲惨な状況は戦場にあることを、私はこの身をもって知っています。

　よりによって人間性のかけらもない戦闘現場で働かなければならなかった。その点だけは、本当に運が悪かったと思います。しかし、運を自由に選択できる人はいません。

　もし仮に幸運だけ、あるいは悪運だけに支配されたような人生があったとしても、それは本当の意味で人生とはいえないのかもしれません。

　工兵将校として最前線の現場に赴いたことについて、私は運の良し悪しの問題とは思っていませんでした。

　私は常日頃、運の良し悪しに一喜一憂するよりも、起こったことはすべて受け入れようと考えていたおかげで、過酷な戦争の中でも生き延びることができたのかもしれません。

第
十
五
話

# 私たちは破壊することも、
# 創造することもできます

　百巌山の最前線で地獄のような1年を過ごした後、私は「工兵」という本来の任務にふさわしい仕事をすることになりました。工兵には三つの分科があります。師団工兵、野戦工兵、そして建設工兵です。

　1952年になって、すでに南北間の戦線は膠着状態となり、休戦状態になってからは、私は後方で建設工兵の仕事をすることになりました。

　これまでは野戦で敵軍の作戦拠点や要衝地、橋などを「破壊」することばかりしてきたので、何かを新しく作る、つまり「創造」する仕事に関われてとても嬉しく思いました。

　私が指揮する第六師団所属の建設工兵部隊は、ソウル東大門（トンデムン）の外の師大附高の近くで住宅を建てました。

　その住宅は、戦争で夫を亡くした未亡人たちのためのものでした。夫を失い、家も失った未亡人たちは、生きていく術が何もありません。

　戦争のさ中にあり、国も戦争の報勲を施すどころではなかった当時、子連れの未亡人たちは食べることもままならず、雨風をしのぐ場所すらありませんでした。

　私は部隊の隊員たちと一緒に心を込めて地面を掘り、柱や壁を立て、屋根を掛けました。

　戦場で死んでいった数多くの戦友のことを思い、ひとすくいのセメント、1個のレンガでも大切に扱い、一生懸命働きました。ここで暮らす父親のいない家庭で育った子供たちが、将来、廃墟となった韓国を立て直していくのだと思えば、疲れも感じません。

69

私たちが建てた家で暮らした未亡人と子供たちは、今どこで何をしているのでしょうか。戦争はすべてを破壊しますが、人間の可能性がなくなることはありません。建物を壊すことはできても、再建を志す人々の気持ちまで消し去ることはできないのです。

　大韓民国陸軍第六師団の工兵将校キム・スンホは、前線で敵のトーチカを破壊しました。トーチカはとてもわかりにくい場所に隠してあり、そこには機関銃などを含むたくさんの重火器が格納されていることから、我が軍にとっては何としても破壊すべき敵の重要な施設です。
　私の行動は敵からの攻撃を未然に防ぐための防衛手段だったのです。

　未亡人とその家族の皆さんのために家を建てた時のことはよく覚えています。
　その時、私は彼らに未来を託すつもりで働きました。そしてそれ以来、私は貧しい人たちのためにレンガを運ぶような気持ちで生きていこうと思いました。
　私たちは破壊することも、創造することもできるのです。

70　　第一章　道にでる

第十六話

# この世のすべての経営者は 将校であり、officer です

「将校」を意味する英語は「officer」です。

この単語は、軍隊の将校を意味しますが、大きな組織の中で重要な役職に就いている人を指す言葉でもあります。

つまり政府機関や大企業などで重要なミッションを課せられている人のことであり、組織に対する大きな貢献という重責を負っています。

そのことがわかったのは将校に任官された後でしたが、熾烈な戦闘の最中はそんなことを考える余裕もありません。

後に後方に赴任してからは、将校の意味やその役職の人がなすべきことを一つ一つ考えていきました。

1年間、ソウルで建設任務を担当していた私は、全羅南道の光州にある三十一予備師団で働き、そしてその1年後にはソウル陸軍本部へと異動が発令されました。

釜山、済州島、江原道横城（フェンソン）、ソウル、光州を経て、私は韓国軍の最も重要な拠点である陸軍本部に将校として赴任したのです。これまで全国各地を回って苦労したことを考えると、陸軍本部への配属は非常に運が良いように見えたかもしれません。しかし実際のところ、陸軍本部のバンカー（地下軍事施設）での勤務も大変なものでした。

71

まずは、軍服であれスーツであれ、バンカーに出勤する時にはピシッとアイロン掛けされていないとすぐに怒られました。そのため、飯盒に砂を入れてアイロン台にし、きれいにアイロン掛けしてから出勤する必要がありました。

　最前線で着の身着のまま戦っていた時や、建設現場で汗まみれの服を着替える余裕すらなかった頃とはまったく違います。

　何よりも、工兵の全体的な状況をきちんと掌握しておく必要がありました。毎朝、地下バンカーでブリーフィングが行われ、議席には参謀総長をはじめ、星（階級章のこと。星の数が増えるほど地位が高い）付きの将軍たちが並んでいました。

　師団長クラスの将軍から「前線部隊にいる工兵はどんな状況だ？」と質問されたら、すぐに回答しなければなりません。もし詳細がわからず即座に報告できなければ、「どういうつもりだ！」と怒鳴られ、それこそ槍玉に挙げられてしまいます。

　一介の中尉に過ぎない私が、参謀総長をはじめとする軍首脳部の前でどれだけ緊張したことでしょう。私はその時、将校たるものは常に正確な情報を持っていなければならない、ということを学びました。

　そうでなければ、はるか上の階級の上官の前に立つことはできず、将校としての責務を果たすことはできません。

　もちろん、怒られること自体が問題なのではありません。もし誤った情報を報告してしまったら、それを基に計画される戦闘現場での作戦は、間違いなく失敗に終わることでしょう。

　例えば、仮設橋梁がまだないのに「ある」と報告してしまうと、そこへ移動した味方は橋がないために足止めを食らい、攻撃を受けて全滅する可能性があります。

　前線の将校兵舎で出される作戦指示はもちろん、韓国の軍隊を統率する陸軍本部で出された命令でそのようなことがあれば、被害は想像を絶することでしょう。

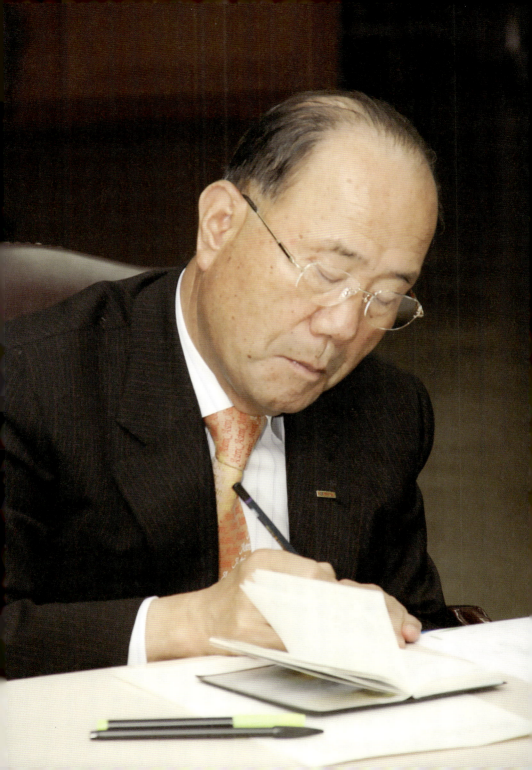

そのため私は徹夜で情報を集め、状況を分析しました。
　そして上官に正確な報告をし、適切な作戦を立てられるようにすることが将校としての責務である、ということを片時も忘れませんでした。

　後日、経営者になってからも、私は間違った情報に基づいて社員に指示を出すと、会社のみならず、すべての社員とその家族に悲劇的な結果をもたらす可能性がある、ということを常に肝に銘じていました。
　もしそれを忘れてしまうようなら、経営者としての資格はありません。
　会社の存続と社員の安全を守ることが、経営者の責務です。だからどの社員よりもはるかに多くの時間を費やして考え、学ばなければなりません。

　今考えると、私のこの将校としての経験が経営者としての土台になっています。
　多くの経営者は、自分のことを将軍だと考えていることでしょう。しかし、この世のすべての経営者は皆、将校、つまり「officer」なのです。

# 士官と経営者

第
十
七
話

　経営者は将校であり、逆に将校もまた経営者であるといえます。会社
経営は戦闘であり、作戦立案であり、同時に兵站（軍事作戦に必要な兵
士や物資を管理・配布する支援活動）でもあります。

　将校は戦闘現場にいる時も、離れている時も、戦闘に関わらなければ
なりません。どうすれば勝てるのか、どうすれば部下の安全を確保でき
るのかを考え、戦略を立てるのが将校の仕事です。

　「それは師団長や軍団長のような将軍の仕事ではないのか」という人も
いるでしょう。しかし、私は司令官や師団長や軍団長、さらには軍の最
高統帥権者である大統領も、ある意味将校なのだと思います。

　陸軍本部でもう1年間勤務した後、私は1201補給大隊の将校に任命さ
れました。緊張感は少し和らいだものの、将校に与えられた任務は、や
はり責任重大なものでした。

　私たちの部隊は、今の龍山（ヨンサン）の順天郷（スンチョンヒャン）
大学病院の近くにありました。

　私は部隊の隊員に必要な物資やお給料を支給する補給官として働きま
した。将校は部隊の外に居住しています。

　部隊では兵士のために1か月に1俵ずつ米を与えていました。ところが、
実際は本来兵士に支給される量から将校たちが食べる分を差し引いて支
給していたことがわかりました。

　私は、その問題を解決しないと兵士たちは十分に食べることができず、
将校たちもまた気まずい思いをする、と考えました。

当時、陸軍内の各種の部隊の中で、最も多くの予算が割り当てられるのが工兵でした。兵士たちの待遇が良いという意味ではなく、その頃では珍しいブルドーザーや油圧ショベルなどの高価な重機を多く保有するからです。休戦になってからはそうした装備を稼働する機会が次第に減り、その運用には多少の余裕がありました。

　確かにそれらの重機も大切な備品ですが、軍隊にはそれ以上に重要な財産があります。

　それは兵士たちです。

　私は、部隊内で休眠している重機を活用して、兵士のための補給を増やしたいと考えました。そして、ほかの一部の工兵部隊がすでにしていたように、ブルドーザーを民間の貯水池の工事に流用しました。

　油圧ショベルを有償で貸し出し、民家の土木工事に使えるようにしたのです。

　すると、莫大な収入が生じました。

　民間人にとっては借り入れの難しい重機をかなりの安価で借りて工事することができたので、大変重宝されました。

　私たちの部隊にとっても、臨時収入が入ったことで補給に余裕ができました。

　それは民間と軍、両方の利益となったのです。将校たちももう兵士のための米で生活する必要がなくなり、兵士たちも本来の支給量を受け取れるので、空腹になることはありませんでした。これもまたお互いにとって良いことであり、部隊全体の士気を高めることができました。

　私はまた、補給団長に「兵士の食事を改善しよう」と提案しました。

　団長はそれを快諾し「では計画を立ててみてくれ」と言いました。

　団長はすでに、私が重機を活用して補給を増やしたことを知っていました。

　そして、ご飯が増え、おかずも良くなった食事を支給され、その表情が変わった隊員たちを目の当たりにしていたのです。だからこそ私に任せてみようと思ったのでしょう。

私はソウル駅の横の塩川（ヨムチョン）橋付近にあった青果市場に出かけて、食材を購入しました。それまでは部隊ごとに入札し、米やおかずを組織として調達していたので、部隊の将校が直接買いに出るのはとても珍しいことでした。

　私は豆もやしを注文した後、部隊に戻る前に豆もやしの問屋に行きました。そして置いてある豆もやしの大きさを、定規を使って測ったのです。

　もし1センチでも基準に合わなければ注文を取り消し、もっと良い豆もやし屋に注文し直すことにしました。

　今考えると、そんな私を卸売業者はどれだけ憎らしく思ったことでしょうか。そのため、卸売業者はタバコを1カートン渡そうとしたり、お酒をご馳走しようとしたりして、なんとかして私を籠絡しようとしました。

　しかし、当時の私は軍人なのでお酒も口にせず、タバコも吸いませんでした。それにまだ独身だったので、特に将校の給料以外のお金を必要とすることもありませんでした。

　結局、卸売業者は、卵や豆もやし、りんごなど、生鮮品そのものの質や鮮度で対抗するしかなかったのです。

　私は改善された食事を見て喜んでいた当時の隊員たちの顔をよく思い出します。

　私は長年経営者として人生を歩んできましたが、まさにあの時の気持ちのままずっと仕事をしてきたのではないかと、今更ながら感じたりもします。

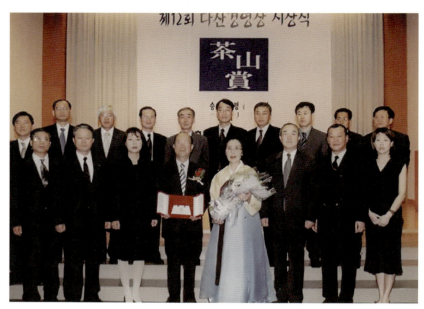

2003年6月、第12回茶山(ダサン)経営賞授賞式にて

第
十
八
話

# どんな戦いよりも熾烈な
# もう一つの私の小さな戦場、
# 鍾路五街へと向かう

　もし私が将軍になっていたとしたら、今頃どんな姿で、どうなっていたことでしょうか。

　私が中尉として除隊したのが1957年の春なので、もしそのまま軍に残っていたら、少領（少佐にあたる）や中領（中佐にあたる）として1961年5月16日の軍事クーデターを迎えていたかもしれません。

　軍人が政権を握ったあの時、私だったらどんな選択をしたでしょうか。その激動の時代を経て、まだ軍人として軍に残っていたら、1960年代半ばにはベトナム戦争に参戦していたかもしれません。

　もしそうであれば、朝鮮戦争以降十数年ぶりに、再び熾烈で悲惨な戦争を経験していたことでしょう。

　もし私が幸いにもそこで戦死していなければ、50歳を目前にして、1980年の新軍部政権（軍事クーデター）を目の当たりにしていたかもしれません。

　私よりも4年遅れて少尉に任官したチョン・ドゥファン（全斗煥）少将（当時）は1歳年上ですが、私の階級は彼よりも高かったでしょうか。階級に関係なく起こった当時の政治的混乱の渦中で、私の運命はどうなっていたことでしょうか……。

　このような想像は無意味かもしれません。

　歴史に「もしも」はありません。人一人の人生にとっても「もしも」を考える意味はあまりなさそうです。しかし、こんな想像をしてみたくなるのは、軍への服務を終えた当時の状況のせいかもしれません。

79

私は軍隊生活６年目の年に除隊を決意しました。
　軍人生活が合わなかった訳ではありませんが、私は何か自分らしいことをしてみたかったのです。もちろん、部隊の中でも私の仕事はありましたが、それは常に上意下達式の命令と閉鎖的な組織の中のものです。

　そんな状況の中では、私は自分だけの夢を見ることができませんでした。当時、その夢が何であるかを具体的にいい表すことはできませんでしたが、少なくとも私自身が計画し、実行し、その結果に責任を持つという、自分だけの世界を持ちたいと思っていたのです。

　しかし、軍を抜けることは簡単ではありませんでした。
　将校の数が絶対的に不足していた時代で、事故に遭ったり負傷したような場合でなければ、予備役（現役を終えた者が服務する兵役）の編入すら認められません。やはり上官は激しく反対し、許可してくれませんでした。その時、近くで仕えていた少領は言いました。
　「このままいけば将軍にまでなれる有能な将校が、そんなことを言ってどうする！」
　しかし、私は決意を曲げませんでした。そもそも、簡単に曲がるような決意であれば、最初から言い出さなかったことでしょう。

　結局、私は1957年の春に軍を出ました。軍服を脱いだ私の姿はぎこちなくもあり、また素に戻ったようでもありました。
　そのようにして、私はまた別の、新しい戦場にたどり着いたのです。これまで経験した数知れずの戦闘よりも熾烈かもしれない、もう一つの私だけの小さな戦場、鍾路五街です。

80　　第一章　道にでる

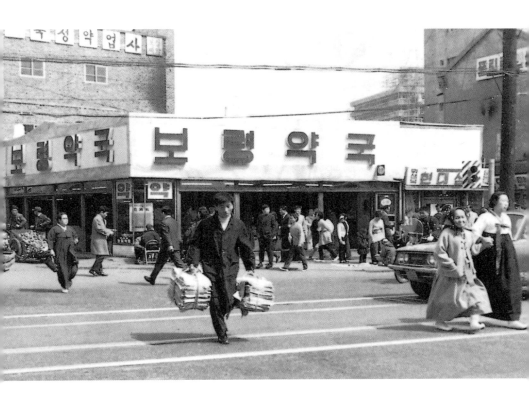

第二章

道をつくる

## 「薬」が話しかけてきた日

第十九話

　韓国の自営業者の割合は、なんと30%近いそうです。

　米国の6.3%はもちろん、10%台前半のイギリス・フランス・ドイツ・日本と比べてもとても高いものです。

　問題は、自営業店を利用する国民の数があまり多くないということです。ますます仕事は減り、平均寿命が伸びているのに退職する年齢は早く、経済成長率も鈍化するなど、様々な経済構造的要因が問題になっています。

　町では、コーヒーショップばかり、あるいはフライドチキンの店ばかり、といった商店街をよく見かけます。そこでは競争が激しいので売上は増えず、しかも客離れが怖いために値上げすることもできません。

　さらに韓国では「神様より偉い建物オーナー様」という言葉があるほど、賃料の負担が大きいのです。ここまで来ると、もはや競争の激しい市場を意味する「レッドオーシャン」を超え、熾烈すぎる競争の末、市場そのものが崩壊していく「ブラックオーシャン」であるともいえるでしょう。

　大規模な会社を経営してきた私は立場が違うので、困難に直面している皆さんにできるアドバイスはないかもしれません。そんなことをしたら「お前に何がわかるんだ！」と叱られてしまいそうです。

　しかし約60年前、私もまたそれまでの職場を去り、これから一体何をして生きていくべきかを悩んでいた状態でした。元手となるものは何もありません。

　まだ20代半ばの体一つだけが、私の持ち物のほぼすべてでした。途方に暮れて、何をどこからどう始めればいいのか、まったくわかりません。

84　第二章　道をつくる

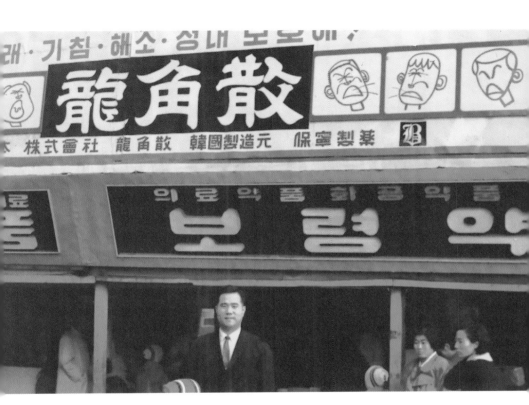

龍角散が国民的な鎮咳去痰剤として成長した1960年代後半、保寧薬局の前で

　軍隊を離脱した私は、入隊前、中学・高校の時に下宿していた鍾路五街の洪城薬局へ行きました。陳列された薬を見て匂いを嗅ぐと、思春期の頃の記憶が蘇ります。
　洪城薬局は親戚が経営していたのですが、私が軍から除隊した時、ちょうど義理の兄がそこで仕事を手伝っていました。義理の兄は以前から薬業界に入り、多くの経験を積んでいました。
　私はとりあえず洪城薬局の仕事を手伝いながら、新しい職を探すことにしました。
　義理の兄が薬についてあれこれ詳しく教えてくれたので、いつの間にかお客様が必要とする薬が的確にわかるようになり、効能や副作用についての説明もきちんとできるようになりました。ただ単に薬の箱を運んだり、小間使いのようなことをしていた中学・高校の頃とは違います。

ある日、ちょっとした空き時間に薬局に立ち、店内に陳列された薬品を見て、私はふと気づきました。

　国民学校時代の一番上の兄のテチャン薬房から軍隊入隊前の洪城薬局まで、私が最も多くの時間を過ごした場所は、自分の家ではなかったのです。

　若い頃は気づきませんでしたが、私の生活の拠点はすでに中学生の頃から洪城薬局でした。つまり足掛け10年以上、私が一番多くの時間を過ごしたのは薬局だったのです。

　その時、洪城薬局の薬が私にこんなことを言っているような気がしました。

　「キム・スンホ中尉、あなたの一番の親友は、私たちだよ」


　私は軍隊を除隊してから、ずっと自分が一番得意なことは何かを考えました。

　物心がついてから、ほとんどの時間を軍隊で将校として過ごしたので、軍隊生活はうまくできましたが、もうその仕事を続けるつもりはありません。

　そうなると、就職するか、自分で商売をするか、農業しかありません。

　仮に就職したとしても、組織の枠組みの中で上司の指示に従って動かなければならないような仕事はあまりやりたくありませんでした。

　それは、将校の生活に見切りをつけた理由でもあります。


　農業は、幼い頃に少しだけ手伝いをしたことはありますが、それ以降はまったく関わりがなく、母もソウルに上京したので、田舎には農作業ができるような土地もありません。

　あとは自分で商売をするしかありませんが、問題は何をやるかです。

　まさにそんな時、薬たちの声を聞いたのです。


　「あなたが最もよく知っていて得意なことが、まだわからないの？」

私は、薬局をやることに決めました。

　元手は少ししかありませんでしたが、それは薬局をやらない理由にはなりません。私には親戚に薬局経験者がいて、薬局で過ごした時間も長いので、これからその関わりを深めていくことが自立する一番の近道だったのです。

　今、一人で事業を始めようと考えていたり、食堂をオープンしようと思っている人は、こんなふうに突き詰めて考えてみてはいかがでしょうか。

　「自分がやろうとしていることが、果たして自分が一番得意なことなのか」

　「自分が作って売ろうとしている食べ物が、果たして自分が一番上手に作れる食べ物なのか」

# 最善の選択をするための
# 二つの方法

第二十話

　重大な選択を迫られる瞬間は誰にでも訪れます。私にも様々な選択の時がありました。

　私はそのたびに、こんな質問を自分自身に何度も投げかけました。
「これが最善なのか？」

　ほかの選択肢がなく次善の策を取る場合なら話は別ですが、少しでも「最善」に疑問の余地があるなら、何日も何日も夜を徹して考え、さらに自らに問い直します。そして、やるか、諦めるかを決めるのです。

　軍を除隊してから、私にはすぐにしなければならないことが二つありました。

　それは、結婚することと、やるべき仕事を決めることでした。軍を辞めた後、私は敦岩（トンアム）洞に小さな古い家を買い、そこで母と一緒に暮らしていました。

　7年間の軍隊生活の間、給料を一銭たりとも無駄遣いせずに貯めた全財産で買った家です。今のように退役軍人に退職金や年金を支給する制度がなかった時代なので、その古くて狭い家一軒が、私にとってのすべてでした。無職で無一文の私のところに嫁に来てくれる女性など果たしているのだろうか、と思っていました。

　ところが、いたのです。

　その女性はソウルで生まれ育ち、私の家からそれほど遠くない乙支路四街に暮らしていました。

88　第二章　道をつくる

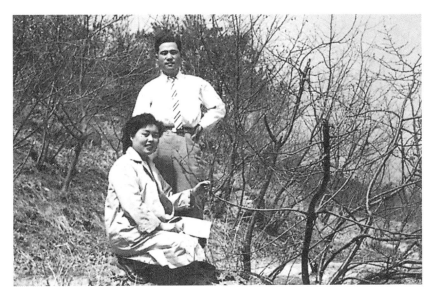
新婚初期、妻と一緒に

　舞鶴（ムハク）女子高校を卒業し、自宅で花嫁修業をしていた妻と私は、お見合いで出会いました。
　そして、私はすぐに彼女を永遠の伴侶として選びました。
　妻が先に亡くなってしまったので、この歳になって何に惹かれたとか、どこに惚れたかとかいうのは、とても恥ずかしいので聞かないでください。
　ただ、妻が私の人生をしっかりと支えてくれる女性であることだけははっきりわかったので、迷いはありませんでした。
　問題は妻と妻の家の側です。
　妻の兄は日刊紙の記者として働いており、妻の実家は俗にいう「裕福な家庭」でした。
　お金も仕事もない私を気に入らないことは、ほぼ確実です。予想したとおり、妻の家族は簡単に認めてくれません。
　やがて記者だった妻の兄が私の故郷の村を訪れ、私がどんな人物なのか、どんな家柄なのか、まるで取材をするように調べました。
　その時にどんな情報を聞いたのかわかりません。しかし、意外にもすぐに結婚の許可が下りました。

おそらく、妻も心を決めていたのでしょう。

結婚式は、今のハナ損害保険がある昌慶宮（チャンギョンクン）の前のトンウォン礼式場で行いました。当時としては、ソウルで一番良い式場です。

主礼（結婚式をつかさどる人）は我が家とは親しい間柄のイ・ジェハク国会副議長が務めてくださいました。

「たとえ無職でも家柄はそれほど悪くないんだぞ」ということをアピールするために、立派な式場で、高名な主礼を招いたのでした。


温陽（オニャン）へ新婚旅行に行った後、敦岩洞の家で新婚生活を始めた私たちは、すぐにまた別の選択をめぐって悩みました。

しかし結婚したので、二度目の選択は妻と一緒です。

二人でする二度目の選択は、私一人よりもはるかに最善に近いと確信しました。

誰にでも重大な選択を迫られる瞬間は訪れます。

そんな時は「これが最善なのか」という問いを何度も自分に投げかけてみてください。

長考すればするほど良い、ということもないと思いますが、得た回答が堅実で明快であれば、最善に近いのではないでしょうか。

ほかに選択肢がなく、次善の策を取る場合なら話は別ですが、少しでも「最善」に疑問の余地があるのなら、何日も何日も夜を徹して考えてみてください。

そしてもう一つ、自分の一番身近にいる人と一緒に考えるのは良いことだと思います。

そして、やるか、諦めるかを決めてください。


私は結婚し、妻を最も信頼するようになりました。そして、その後の人生でも最善の選択をしていくことができたのです。

第
二
十
一
話

# 志を立てる「立志」と
# 志を成し遂げる場所の「立地」

　孔子は 30 歳を「志を立てる」立志の時と言いました。

　現代とは違い、孔子の時代の人の寿命は 40 歳から 50 歳程度だったので、40 にして惑わず、50 にして天命を知るためには、その分、立志も早くなければなりません。

　孔子はまた「30 にして立つ」、つまり自立する時は 30 歳だ、と言いました。

　過去の哲学者の言葉と比べると、25 歳で薬局をやろうと決めた私は、かなり早くに立志し、自立したのかもしれません。

　薬局で身を立てることを決めると、洪城薬局での生活も大きく変わりました。

　陳列棚の薬も、薬局を訪れるお客様も、皆、これまでとは違って見えました。私はすべての医薬品一つ一つに細心の注意を払い、流通や販売方法に関する知識と経験を積んでいきました。

　私の「立志」には「立地」が必要でした。つまり自分の薬局を開く場所を決めることです。

　どの場所で志を立てるかによって結果も大きく変わるため、「立地」も「立志」と同じくらい大切です。

　しかし、どんなに良い場所を見つけたとしても、購入できる資金がなければ何の意味もありません。

91

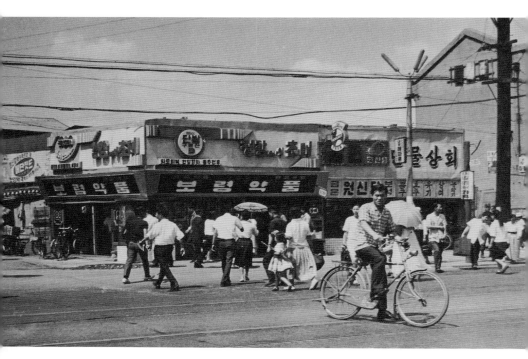

保寧薬局前の街の全景

　そこで、私は妻に対して大変申し訳ない相談をしました。「自宅を売ろう」と言ったのです。
　当面の生活費もない夫が、長年の軍隊生活でコツコツ貯めたお金で購入した全財産を売ってしまおうなんて、あきれた提案だったはずです。

　しかし、妻は何も言わずに同意してくれました。私を信じ、それが最善の選択だと思ったからです。
　ただ、そのことは一緒に暮らしていた間もずっと、そして他界した今でさえ、本当に申し訳なかったと思っています。

敦岩洞の家を売り、粗末な家に移り住んで、用意できたお金は300万ファン（韓国の当時の貨幣単位）でした。

　米価を基準に換算すると、今のお金で4,000万ウォンにもならないので、いくら規模を小さくしても薬局を開業するにはまったく足りない金額でした。しかし、ほかにお金を用意するあてはありません。

　私はありったけの資金を用意して毎日ソウル中を歩き回り、目ぼしい場所や店舗を探しました。

　足りない元手を補わんばかりに熱心に歩き回っていたある日、鍾路五街にある古い建物が目に入りました。

　それはとても古くて粗末な建物で、扉の固く閉じた空き店舗でした。それでも、私の目にはとても素敵に見えました。

　後から気づいたのですが、その店舗が「素敵」に思えたのは、店舗自体の外観や大きさのせいではなかったのです。

　周囲の大通りや様々な建物、そして行き来する大勢の通行人など、店舗がとても良い場所にあると思えたのです。

　あちこち聞いて回って建物の裏にある大家の家を訪ね、すぐに口頭で契約しました。日本統治時代にはお酒を売ったりもしていた3.5坪の文房具店、そこが私の見つけた「立地」でした。

　私は契約を終え、その店舗をしばらく眺めました。

　そして、薬局という私の「立志」を強く胸に刻みました。

第二十二話

# 故郷の地名と会社名

## ―「保寧」薬局への想い

　薬局を開く場所を確保できた私は、店の名前を考えました。そして、すぐに「保寧（ボリョン）」という名前に決めました。

　「保寧」は私の故郷の名前です。
　保寧という地名の漢字は「守る」という意味の「保」に、「安らぐ」という意味の「寧」です。
　「保」は「守る、保護する、責任を負う」などの意味を持つ漢字です。そして「寧」は「平安、安らか、見舞う」などの意味を持つ漢字です。
　これは故郷の名であると同時に、人々の健康を守り心身を楽にする薬局の名前として適していると思いました。

　そして何よりも、私は保寧という名前に「保国康寧」という想いを込めたのです。

　つまり、「国を守り、さらに強くする」という意味です。
　私は、少しでも保国康寧のために役に立つことがしたかったのです。それは、軍隊の将校時代からの想いでした。
　その後、保寧薬局はもちろん、保寧製薬時代にも、会社には「保国康寧」という文字の額縁を掛けました。
　「保国康寧」そして「保寧生まれ」の二つの意味を掛けて、「保寧」という名前に創業の縁を結びました。
　そして、今まで60年以上もその名前を借り、使っているのですから、保寧地域の皆さんには本当に感謝の気持ちでいっぱいです。

94　　第二章　道をつくる

私たちの会社が徐々に成長していった時、保寧地域のある方からこんなことを言われました。「保寧の名前を世に広めてくれて、ありがとう」

　今も、会社は様々な行事や協力、支援などを通して保寧地域の皆さんとつながっています。もしその方の言うとおり、私が保寧の名を多くの人に知らしめることができたのであれば、それはとても光栄なことです。

　また、これまでその名を汚さずにやってこられたのは、本当に幸いなことです。

　アメリカのような先進国では、会社の創業者が故郷の地名を会社名に付けることは、昔からごく自然なことなのだそうです。きっと故郷を忘れず、幼い頃の思い出とその地域を背負う覚悟で会社を育てていく、という気持ちが込められているのでしょう。

　私が薬局の名前の「保寧」という2文字を初めて書いた時も、同じような気持ちでした。

　皆さんの健康を守るという夢と、多くの人々の平安を守る心、そして国を守り強くするという精神が、保寧薬局の創業理念でした。

創業60周年を迎えた2017年元日。保寧ビルの屋上で従業員と。
新たな100年の飛躍を誓いながら

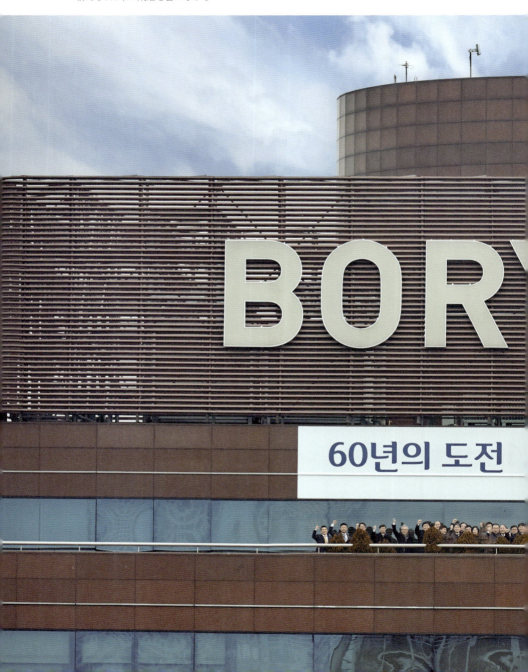

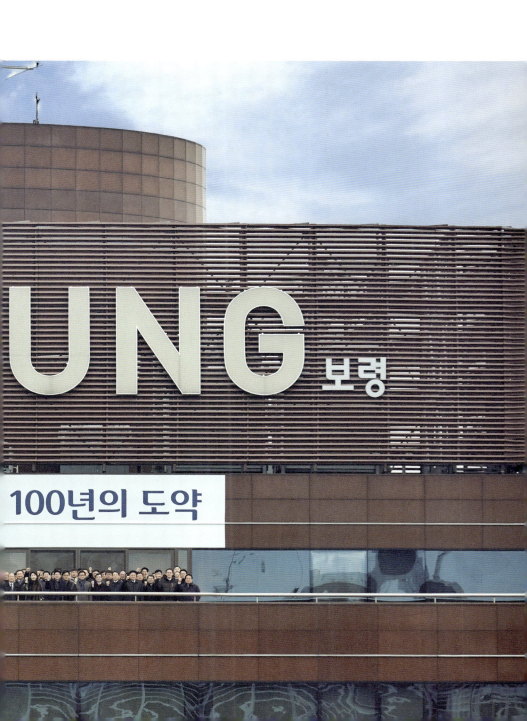

第
二
十
三
話

# 小さくても決して小さくない、
# 狭くても決して狭くなかった

## －保寧薬局の原点

　2017 年 9 月 25 日、保寧製薬グループは新羅ホテルで創業 60 周年の記念行事を開催しました。

　私は、ご出席くださった国内外の多くの参加者の方々に、次のような短いながらもスケールの大きい挨拶をしました。

　　皆さんが築いた盤石の上で、私たちは今、過去 60 年間の挑戦に続き、新たな 100 年の跳躍を夢見ています。

　　その旅は「グローバルな保寧」へと向かう道です。私たちはいつも皆さんと歩みを共にします。

　　その美しい旅路に、今後も末永くお付き合いください。

　創業記念式に先立ち、保寧製薬グループは 9 月 24 日と 25 日にグローバルパートナーと国内外の来賓を招いて記念レセプションを開催しました。

　その席上で、保寧製薬グループは「トータルヘルスケア企業」をさらに進化させた形態の「ライフタイムケア企業」として成長し、100 年企業として飛躍していこうという未来ビジョンを宣布しました。

　その創業 60 周年記念レセプションに参席した約 500 人の来賓・外賓には、アジアからアフリカ、南米に至るまで、世界各国からお見えになった多くの方々がおり、私たちがこれまで歩んできた歴史と今後のビジョンについて共有しました。その皆さんを見て、私は保寧製薬グループがすでに「グローバルライフタイムケア企業」としての土台を構築しつつあることに気づきました。

98　　第二章　道をつくる

しかし、その記念レセプションの60年前、今から63年前の1957年10月1日には、「グローバル」「ライフタイム」などという言葉は想像すらできません。
　そうです、保寧薬局はその日に開業日したのです。
　鍾路五街124番地の古い建物に「保寧薬局」という看板を掲げた時、私はやる気に満ちあふれていた半面、恐ろしいと感じる気持ちもありました。
　以前から「薬房」や「薬局」とは縁がありましたが、その縁が果たして私の未来にうまくつながるのだろうか、という疑問もあったのです。
　しかし、私は自分が今立っているところ、店を構える場所に自信がありました。保寧薬局の立地を最初に見た瞬間から、私は直感的に「ここだ！」と思ったのです。
　まず、建物の向かい側には韓国最大の東大門市場があり、鍾路五街のロータリーの北側には、議政府（ウィジョンブ）や東豆川（トンドゥチョン）など、ソウルの北部地域へとつながるバスターミナルがありました。
　そもそも人の往来、特に地方から行き来する大勢の人がいる場所なので、薬局を営む場所としては非常に適していると思いました。

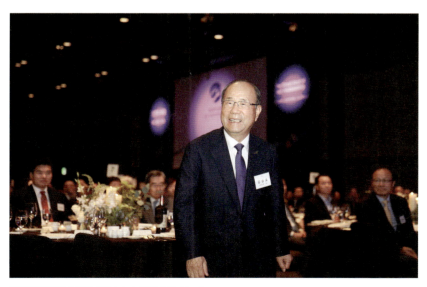

創業60周年記念行事が行われた新羅ホテルにて

そして、私の心の中にはある「信念」がありました。

　つまり、せっかく開業するのなら、たとえ広い店舗や豊富な品揃えがなかったとしても、お客様のことを最優先に考える薬局になろう、という気持ちです。

　私は薬剤師の資格は持っていませんが「お客様にとって最も誠実な薬剤の専門家になる」という覚悟は、保寧薬局の経営を支える強固な柱となりました。

　60年後の2017年10月、キム・ウンソン会長は私たちを祝福するために集まってくださった来賓・外賓の皆さんに次のように挨拶しました。

　それは60年前に保寧薬局に足を運んでくださったすべてのお客様に対する私の感謝の気持ちでもあります。


　60年前の1957年、創業者であるキム・スンホ会長はわずか3〜4坪の鍾路の古い店に保寧薬局を創立されました。今日の保寧製薬グループの原点となったその空間は、小さくても決して小さくはありませんでした。狭くても決して狭くはありませんでした。

　そこには病気の人の気持ちを汲み取り、共に胸を痛めた薬局の店主がいたからです。

# 初めてのお客様を
# 覚えていますか

第二十四話

　保寧薬局の中には、小さな販売台と陳列棚が置かれました。陳列棚の中には、テチャン薬局の定番的な常備薬に加え、洪城薬局にあった様々な薬を並べました。

　私はその陳列棚を見て「たとえ相手がどんなお客様であっても、最善を尽くしてお迎えしよう」という覚悟を決めました。

　そして、初めてのお客様がお見えになりました。

　私は腰を90度に曲げて挨拶し、本当に貴いその瞬間を迎えました。

　今ではそのお客様のことをよく覚えていません。

　でも、あの時のときめき、感謝、感激の気持ちは、今でも鮮明に覚えています。思い出すと再び胸が高鳴ってくるほどです。

　新しい商売を始めたり、会社を興したりすると、必ず初めてのお客様や取引相手が現れます。

　そして軌道に乗れば、その後、大勢のお客様をお迎えすることになるでしょう。

　お客様が増えて覚えきれなくなったら、顧客リストを作成して記録することも必要かもしれません。

　商売をしている皆さんも、会社で働いている皆さんも、初めてお迎えしたお客様のことを覚えているでしょうか。

　その時の気持ちこそが「初心」なのです。

　そのありがたみに感謝し「一生忘れない」という気持ちでお迎えするその瞬間。

　その気持ちをずっと忘れずにいたら、いつも最善を尽くし、真心を込めてお客様をお迎えすることができるでしょう。そうすれば、決して失敗することはないのです。

101

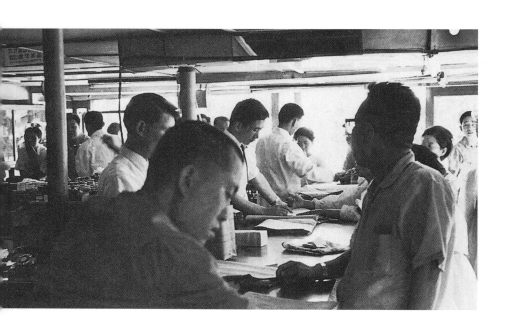

## 広蔵市場のピンデトックの味を
## 懐かしく思いながら

### ― 保寧薬局の周辺の風景

第二十五話

　いつも初めてのお客様に接するように、私は保寧薬局に来店されるすべてのお客様を真心込めて迎えました。
　薬を買いに来られた方はもちろん、値段を聞いただけで帰る人、道を訪ねてきた人まで、まるで高貴な客人をお迎えするような気持ちで接しました。

　そして本当に多くのお客様が保寧薬局を訪れるようになりました。

　薬局の向かい側には、広蔵（クァンジャン）市場と東大門市場があります。
　特に広蔵市場の交差点の北側には京畿（キョンギ）道北部まで行き来するバスのターミナルがあり、買い物客がとても大勢いたのです。
　遠くの議政府や抱川（ポチョン）などからも、自然と多くの人が訪れて来ました。

　広蔵市場を通ると、今でもその頃の風景を思い出します。
　梨峴（ペウゲ）市場、その名前には懐かしさを感じます。

　広蔵市場は、もともと梨の木が多い峠だったということから、昔は「梨峴（梨の峠という意味）市場」と呼ばれ、朝鮮時代後期の三大市場の一つでした。
　朝鮮戦争の時に周辺の建物のほとんどが破壊され、かつての勢いを失うところでしたが、戦後に北朝鮮から逃げて来た避難民が生活の場として定住するようになり、再び商売人や買い物客でにぎわう場所になって

103

いきました。

　私は元工兵将校らしく、広蔵市場復活の一翼を担う意気込みで薬局を始めました。私の思いが通じたのか、私が薬局を開業した1957年、市場の建物が建てられました。
　鍾路や東大門の一帯、そして広蔵市場や東大門市場に買い物に来た人々なら、一度は私の薬局に目を止めたことがあるはずです。そして、こんなことを思ったことでしょう。

「ああ、買い物に来たついでに常備薬も買っておこう！」
「そういえば、朝、末っ子がお腹が痛いって言っていたな」
「来週、秋の収穫作業が終わったら、湿布でも貼ろう！」

　それまで、買い物客が薬を買うためにはさらに遠くの明洞（ミョンドン）や光化門（クァンファムン）まで足を運ばなければなりませんでした。しかし、私の薬局が開業したことで、広蔵市場にも薬を買える場所ができたのです。
　私は今でも時々、広蔵市場のピンデトック（緑豆のチヂミ）の味を思い出すことがあります。
　「広」い「蔵」と書く広蔵市場。
　開業直後の保寧薬局は、広蔵市場のように広く、無限の可能性を秘めた場所でした。

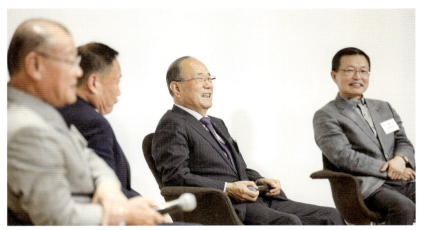

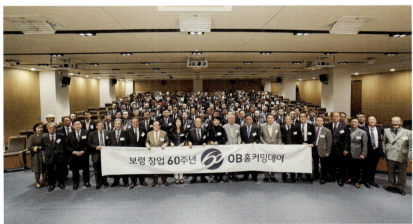

広蔵市場でピンデトックを一緒に食べて苦楽を共にし、
今の保寧を作り上げてきたOBの皆さんと共に

第
二
十
六
話

# 薬局はお金を稼ぐだけの
# 場所ではありません

「薬を一回も与えることができずに死んでしまった……」

この世に、これほど悲しいことがほかにあるでしょうか。

「死後薬方文」という言葉がありますが、これは「死んだ後に薬方文（処方箋）を書く」という意味です。つまり、終わった後で対策を考えたり、後悔をしても無駄である、ということです。

もし本当に「薬を一回も与えることができずに死んでしまった」のなら、深い後悔の念や痛恨の思いに苛まれることでしょう。自分の親、子、またはほかの家族が病気になり、薬を買うためのお金や余裕がないせいで、何の手も尽くせずに亡くなってしまう。

医者に診せて、薬を与えて患者様にできる限りのことをして看取った場合と比べれば、天と地の差があります。

今は全国民が医療保険に加入している時代なので、薬を一度も使えずに病気が悪くなることはまずないでしょう。

しかし、私が薬局を開業した1950年代にはそのような制度はありませんでした。食事をするお金すらないのだから、薬など買える訳がない、という人も大勢いました。

なので「薬を一回も与えられずに死んでしまった……」というこの世で一番悲惨な状況は、私にとっては他人事とは思えません。

薬局を経営しながら、私がいつも心苦しく思うことがありました。それは薬代です。

当時の薬代は非常に不安定でした。決められた供給価格や販売価格はあったものの、公然と無視される場合が多かったのです。

106　第二章　道をつくる

競争が激しい医薬品の場合、製薬会社が低価格でその医薬品を供給してくれることもありましたが、薬局が庶民に対して価格を下げることはまずありません。

　また、製薬会社が特定の薬の価格を釣り上げることで暴利をむさぼるようなこともあり、その不利益は直接庶民が被ったのです。

　1950年代の末、庶民の生活は戦争で受けた打撃から回復しきっておらず、日々の生計を立てることさえ困難な人が数多くいました。

　病気になっても病院に行くお金がない人、痛くても薬が買えないような人がたくさんいたのです。

　そのような庶民を相手に、私は薬の販売を通して過剰な利益やマージンを取ることができませんでした。

　もしこれがほかの日用品であれば、お金がなければ買わずに済ませたり、値段が高ければ安いほうを選ぶこともできます。しかし、薬は病気の人にとって必要不可欠なものです。

　そこで、私は保寧薬局の開業初年度の1957年の末に決意しました。

「薬代が足りないお客様が保寧薬局の前で悩んだ挙句、引き返すことがないようにしよう！」

　保寧薬局は、仕入れ時の値段に妥当と思われる利益だけを載せ、庶民に薬を「適正価格」で販売しました。製薬会社側の方針で高いマージン率で売れるような薬品でさえ、「適正価格」で販売したのです。

　そのおかげで、保寧薬局には早朝から夜遅くまで、多くのお客様が訪れました。かといって薬局の収益が大きく伸びる訳ではありません。

　それでもソウルの郊外やバラック集落、そして遠い京畿道からも薬を買いに訪れるお客様が増えたのは、私にとってとても幸せなことでした。

薬局はお金を稼ぐだけの場所ではありません。
　薬局の使命は「薬を一回も与えることができずに死んでしまった……」と後悔する人がいなくなるようにすることなのです。

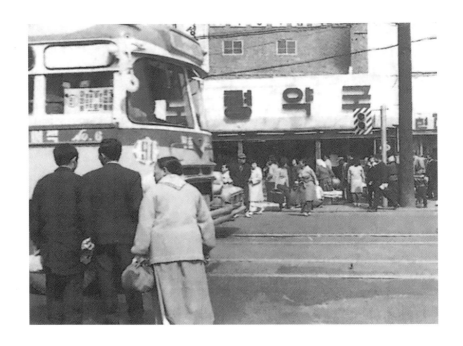

第
二
十
七
話

# あなたの気づかないところで
# 誰かが応援しています

　「自分の気づかないところで見られている」というと、何か恐ろしいイメージがあります。

　そこには「監視されている」「疑いの目を向けられている」といったニュアンスがあるからでしょう。

　しかし、それがもし「温かい眼差し」だったら、逆にとても嬉しいことです。

　ある人の幸せを願い、陰から静かに見守る人の視線は、目の前で応援してくれる人の視線よりも温かいのかもしれません。

　6年の将校生活に終止符を打とうと除隊を決意した時、部隊や上官から許可を得るのは容易なことではありませんでした。政府レベルでも、軍レベルでも、将校の絶対数が不足していた時代だったからです。

　その時、私の上官だった少領（少佐にあたる）も「このままいけば将軍になれる有能な人材を除隊させる訳にはいかない」と私を引き留めました。

　それでも私の決意が強かったので、最終的には許可が下り、私は社会に出て薬局を開業することができました。

　薬局を始めた直後、私にとって嬉しいお客様が薬局の扉を開けてやって来ました。

　まさに、私を慰留した少領です。除隊した後、ちゃんと生活できているのか心配で立ち寄った、とのことでした。

109

その後も、少領は月に一回程度訪ねてきて、近況を尋ねたり、薬局の様子をうかがったりしていました。しかし、少領は実際にお客様として薬局の中に入ることはなく、彼は私の商売がうまくいっているかどうかを確かめているのだ、ということを察しました。

　ある日、少領が言いました。薬局がだいぶ繁盛し始めた頃です。
「もうこれ以上来る必要もなさそうだね！」

　その方が、私の恩人の一人であるオム・ジュンフム少領です。
　その後、少領の娘さんが保寧製薬に入社して一緒に働くなど、ご縁が続きました。
　その時の少領のさりげない眼差しと応援は、間違いなく薬局の支えとなりました。会社を経営している間も、私の気づかないところで誰かが見守り、応援してくれているというつもりで、さらに最善を尽くしました。

　想像してみてください。あなたにも気づかないところで応援してくれている人がいるはずです。

# 諸行無常

## ― 暗黒社会の大物、イ・ジョンジェとの関わり

第二十八話

　2002 年に SBS テレビで『野人時代』というドラマが放映され、とても人気を博しました。実在の人物であるイ・ジョンジェをモデルに、自由党時代の東大門一帯の暗黒社会を描いたドラマです。

　私はイ・ジョンジェのことをよく覚えています。

　彼のことを思い出すと「諸行無常」という言葉を実感します。

　保寧薬局の頃、私の家の近くにイ・ジョンジェの家がありました。

　ご近所ということで、挨拶を交わす程度の間柄だったのです。幼い頃からシルム（韓国の伝統格闘技）で有名だった彼は、東大門で広木（幅の広い木綿の布）を売り、あの有名なキム・ドゥハン（金斗漢）の部下としてやくざの世界に入りました。

　その後、頭角を現し、私の薬局の向かい側にあった広蔵市場を丸ごと買い占めたのです。

　小さな薬局の店主にすぎない私にとって、もはや言葉を交わすことすら難しいような人物です。

　イ・ジョンジェは、外見だけ見ると中折れ帽子をかぶったとても格好の良い容貌で、梨花（イファ）女子大学校出身の奥様方に対しても、とても親切な紳士でした。

　そして、私の薬局のお客様でもありました。

　彼は路地の奥に住んでいたので、路地の入り口にある私の家の前にジープを駐車していました。

111

ある日、挨拶をした後に成り行きで彼の家に入ることになりました。その時、彼はこう尋ねました。

　「最近、何か困っていることはありませんか？」

　実は、私には悩みごとがありました。

　薬局が少し繁盛してくると、それを見た町内のやくざがやって来てお金をせしめようとしていたのです。

　私は正直にその話を打ち明けました。

　すると、その日を境に厄介な連中はまったく訪れなくなったのです。


　私が薬局を開業して２年６か月ほど経った頃、五・一六軍事クーデターが起こり、軍事政府の暴力団撲滅事業が始まりました。そして、イ・ジョンジェは逮捕され、空輸特戦団の隊員の監視のもと、白昼に市内の真ん中で次のようなプラカードを掲げてさらし者にされる屈辱を受けなければなりませんでした。


　「私はやくざです」


　彼がやくざ者であることは明らかでしたし、暴力で築いた権力が儚いものであることもまた事実です。

　それでも私は、彼も「時代の風雲児」の一人だったのではないかと思うことがあります。

# 靴磨きも厭わない薬局店主

第二十九話

　私はマージンを減らして薬を販売したことで、お客様から信頼されました。

　もちろん薬を低価格で販売するからといって、接客を粗末にするようなことはありません。

　どんなに安い値段で薬を販売しても、たとえ無料で配ったとしても、不誠実な薬局やその店主は、遅かれ早かれ愛想を尽かされることでしょう。

　回顧録や社史を何回か発行しましたが、今、初めて話すことがあります。

　私は靴磨きも厭わない薬局の店主だった、という事実です。

　お客様をお迎えする時、90度のお辞儀は基本です。

　その時、もし靴を磨いて欲しいと言われたら、本当に跪いて磨くつもりでした。

　労働で靴が泥だらけのお客様がいます。多くの貧しい暮らしをしている人は、靴を磨く時間もお金もありません。

　そんなお客様を見ていて、私は靴を磨いてあげたいと強く思ったものです。

　私は靴磨きになったような気持ちで、薬局の扉を出て行くお客様を外まで見送り、再び頭を下げてお辞儀しました。

113

今、こんな話をすると「そんなことまでしてお金を稼ぎたかったのか」
と舌打ちする人もいるでしょう。

　しかし、お金が目的だった訳ではありません。私はお客様を増やした
かったのです。

　今まで保寧製薬を愛してくださったすべてのお客様に、スリッパに履
き替えて靴を差し出してほしいと思っています。

　私は喜んで靴を磨きます。

第三十話

# 患者様の気持ちになって、
# 自転車のペダルを
# 力強くこぎながら

　保寧の50年の歴史をまとめた社史を発行した15年前くらいから、私が自転車のペダルをこいで薬を配達するキャラクターが会社の内外で知られるようになりました。
　そうして、いつの間にか保寧薬局の時代から始まった、誠実と信頼を象徴するシンボルのように認識されるようになりました。

　私が薬局を開業してから、自転車でソウル市内のあちこちを回ったのは事実です。しかし実際のところ、薬の配達ではなく仕入れのために自転車に乗った記憶のほうが圧倒的に多いのです。
　適正な価格を守りつつ、同時に多くの種類の薬品を店頭に並べる、つまり品揃えを良くすることが重要でした。いくら安い価格で喜んでもらおうと思っても、お客様が必要とする薬がなければ何の意味もありません。

　しかし、お客様が求めるすべての薬品を揃えるのは、簡単なことではありません。
　まだ韓国の製薬会社の研究開発や生産活動があまり活発ではなかった頃なので、薬品の種類も少なく、その量にも限りがありました。
　外貨が貴重で、海外から医薬品を輸入することも容易ではなかったので、米軍部隊から流入した薬品や軍用薬品が密かに売られていたような時代です。

115

一番心苦しかったのは、本人や家族が病気で薬を買いに来たのに、目当ての薬がなかった時です。
　今すぐ薬が必要なうえ、ソウル市内をあちこち回ることもできないお客様も多く、余計に胸を痛めました。
　まさにそれが、私が自転車に乗って力強くペダルを踏まなければならない時だったのです。
　大手の薬局を回って必死で仕入れ、再び私の薬局を訪れたお客様に薬をお渡しすることが、私にとって最大の使命であり、義務でもありました。
　そのため自転車のペダルを踏む足にも自然と力が入り、私は季節に関係なく全身汗まみれになっていました。

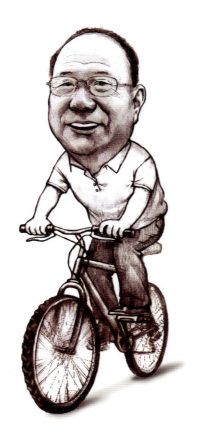

保寧薬局が卸売業者として成長するにつれ、薬の配達は専門配達員の仕事となりました。

　薬局の前には、自転車を停めて配達の順番を待つ従業員たちが1日中長蛇の列を作っていました。

　私は彼らを「自転車部隊」と呼んでいました。

　しかし、そのような体制の変更があっても、私は自分で自転車に乗って薬の仕入れや配達をした時の気持ちを忘れませんでした。それは今も変わりありません。

　「欲しい薬が必ず手に入る薬局」になると決意した結果、保寧薬局は「入手困難な薬も探し出して売ってくれる薬局」に変わりました。その信頼をより確かなものにするために、私はどの薬局よりも早く開店し、夜遅くに閉店しました。

　患者様が求める薬が手に入らなという悲劇があってはならない、ということが保寧の60年間の歴史の基本精神です。

　だから私はいまだに「自転車部隊」の一員です。

　保寧の営業社員は、自転車部隊の仲間でもあります。

117

第
三
十
一
話

# 人生はつらいものですが、元気の源はすぐ近くにあります

## ― 人生で一番美味しい食事

　保寧薬局を開業した1957年の秋が過ぎ、さらに冬も過ぎると、お客様、特に二度、三度と来店してくださるリピーターが増えました。

　薬局も少しずつ軌道に乗っていきました。

　そして、その翌年の1958年の初夏に長女のウンソンが生まれました。私たち夫婦はどんなに嬉しかったことでしょうか。薬局の開業と同じく、新しい人生が開けたような喜びでした。

　薬局創業の元手を作るために敦岩洞の家を売った後、私たち夫婦は当時のヒョジェ税務署の近くに家を借りて住んでいました。そこは薬局に近かったのです。

　しかし、そこの大家の人がとても気難しい性格で、生まれたばかりの娘の泣き声がうるさいと言い出しました。

　結局、私たち夫婦は追い出されるように引っ越し、蓮池（ヨンジ）洞に小さな家を買って住むことになりました。幸い、そこも薬局の側にありました。

　私は夜明け前に起きて、ほかの人よりも早く薬局を開き、周辺のどの店よりも遅くまで薬局にいました。

　まだ若かった頃でしたが、連日それを繰り返すのは大変なことです。そのうえ、どんどん増えていくお客様に対応するため、まったく休む暇はありません。

　それでも私は「つらい」とは思いませんでした。いや、正確には「つらかったけれどもなんとか乗り越えることができた」というべきでしょう。訪れるお客様のことを想い、頑張ることができたのです。

118　第二章　道をつくる

しかし、本当の理由は別にありました。

どんなに体が疲れてつらくても、それを癒してくれる時間があったからです。

昼になると、妻が子供をおぶって心を込めて作った料理を持ってきます。

これまでの人生で、重要な客人と会う時などには豪華な料理を食べることがありますが、普段の食事で贅沢することはまずありません。

それでも、母親に抱かれた可愛い子供を見ながら口にするあの昼食ほど美味しい食事はありませんでした。

人生につらい出来事は数多くありますが、元気の源は意外とすぐ近くにあります。私にとってその時の食事は、皇帝が口にするような贅沢な料理も羨ましくないほどのご馳走でした。

待っている私のために家から早足で駆けつけてくれるおかげでご飯と汁はまだ温かく、それは私にとってこの世のどんな薬よりも優れた特効薬だったのです。

第三十二話

# 保寧薬局の成功の秘訣、
## それは「常識」です

　薬局が軌道に乗ってきたので、私は初代の管理薬剤師を採用しました。保寧薬局の従業員は私を含めて二人になりました。管理薬剤師は薬局に勤務する薬剤師とは異なり、保健所への届出など対外的な業務まで担当します。

　開業翌年の春には、成均館（ソンギュングァン）大学校薬学部を卒業した弟のギョンホが加わり、大きな力になってくれました。弟が合流したことで、薬剤師出身ではない私のハンディキャップを補う貴重な戦力を得たのです。

　これまで保寧薬局の会長として事業を継いでくれた弟に、心から感謝しています。

　薬局の経営が安定したのを見計らって、私は当時の運営方針をより明確にすることにしました。

　まず、お客様の負担を軽くするために、最低限の利益を確保して薬を販売する、という方針です。

　それと同時に、薬を探すお客様が無駄足を踏んだり、薬局を転々としていやな思いをすることがないよう、薬の品揃えを充実させよう、そして靴を磨いてほしいと言われたら磨いてあげるくらいサービスに最善を尽くそう、という原則でした。

120　第二章　道をつくる

保寧薬局が鍾路五街に定着すると、近くには次々と薬局が立ち並びました。そして60年経った今、鍾路五街は「薬局通り」と呼ばれるようになりました。

　新しい薬局がたくさんできても、私は「商売敵が増えた」とは思いませんでした。むしろ頼もしい仲間ができたと思いましたし、皆が上手に商売をすることで、病気の人が早く治ればいいと考えました。

　しかし当初、近隣の薬局店主たちは、どうして保寧薬局はあんなにお客様が多いのか、その理由が気になったようです。

　私たちの薬局の中を覗き見する店主も少なからずいました。しかし、保寧薬局がうまくいっている理由は、私が優れているからでも、特別な秘訣があるからでもありません。

　どんな業種であれ、何かを販売するお店であれば、利益だけを追求してはいけません。お客様が望むのであれば、どうにかしてその品物を揃えるのがあるべき姿です。同時に誠実さも失くしてはいけません。

　こんなことは特に誰かに教えてあげるようなことではありませんし、また教えようもありません。普通に考えればわかる、ただそれだけです。

　その「常識」を守り続けることが、保寧薬局の秘訣といえば秘訣でした。

　世の中が急激に変化し、製造業であれサービス業であれ、すべての事業の在り方が変わりました。それでも、私が若かった頃に守ったこの三つの方針は、今も昔も変わりません。

第三十三話

# 「鍾路の通行人の5人に1人は保寧薬局の顧客だ」

――「運営」から「経営」へ


　経営の最も重要な要素は、誰が何といっても人材です。

　人材が最も貴重であり、何物にも代えがたい資産であり、店であれ企業であれ、事業を成長させるための基盤になります。

　低価格で品揃えを充実させ、サービスに万全を期すのは全部、従業員が行うことです。なので、保寧薬局の従業員たちこそが秘訣そのもので、それ自体が秘訣を実践する最大の武器だったのです。


　人材の数が増えてくると、次に重要なことは人材を管理するためのシステムです。保寧薬局のファミリーが徐々に増えていく中で、私は組織のシステムを整えようと思いました。

　まず、一般消費者への販売を担当する小売部と、各地の薬局を対象に卸売業を担当する卸売部に組織を分けました。

　このようにシステムを整備すると、小売と卸売両方の事業が拡大していきました。

　1962年の末には初めて組織改編を行い、営業部・経理部・倉庫部に組織を分割しました。そして、営業部は卸・小売業の販売を、経理部は会計と事務を、倉庫部は在庫管理と調達をそれぞれ担当しました。

　日が経つにつれ、小売と卸売両方の薬品の取り扱い量が増えたことで、薬局の向かいに50坪の倉庫を造りました。


　「人」「システム」に「空間」が加わることで、保寧薬局は「運営」から「経営」のステージに移行しました。

　やがて巷ではこんなことが言われるようになりました。

　「鍾路の通行人の5人に1人は保寧薬局の顧客だ」


122　第二章　道をつくる

「鍾路の通行人の５人に１人」というのは少し大げさですが、まったく違っていた訳でもありません。

1960年代に入り、保寧薬局は全国最大規模の小売薬局として成長しました。私は1963年の春、卸売業の許可を取得し、保寧薬局と共に「保寧薬品」という商号を使い始めました。

当時、保寧薬局は手形ではなく、徹底して現金で薬品を仕入れていました。

その頃、業界では短くて１〜２か月、長ければ６か月以上経ってから現金化できる手形や当座小切手を使った取引が主流でした。その慣行のせいで、薬品を供給する製薬会社や卸売業者は、手形割引や現金化の期限などを考慮すると、若干高めに価格設定するしかなかったのです。

それに対し、保寧薬局の現金取引方式は彼らにとって破格に近い好条件だったので、私たちはほかの薬局よりも低価格で薬を仕入れることができました。

そのため、お客様にお買い得な価格で薬を提供することも、依然として可能だったのです。

第
三
十
四
話

# 原則を守り、
# 違法なことはやらない

　五・一六軍事クーデター直後の 1961 年当時の薬品流通市場は、卸売業者を中心に混乱のさ中にあり、大きな変化を遂げていました。

　政府が国産の医薬品を積極的に奨励したことで、卸売業者も国産の医薬品を中心に商売せざるを得なかったのです。

　しかし、国産の医薬品は輸入品に比べてマージン率が非常に低く、そのせいで多くの卸売業者が経営の危機に直面しました。

　結局、1960 年以降には閉店する卸売店が次々と増えました。 1961 年だけでも全国の卸売店の半数以上が廃業するほどでした。

　こうした状況の中で卸売業に進出した保寧薬局には「理解に苦しむ」という反応を示す人が大勢いました。

　しかし、私は原則に忠実でありたいと思いました。

　私たちから薬を買おうとするお客様がいるから、薬局で薬を売る。そして、「ない薬がない」私たちから薬を買おうとする薬局が次第に増えたので、その薬局にも薬を売る。

　だから卸売を開始したのです。

　もちろん、何の試練もなかったという訳ではありません。

　品揃えの過程で軍納品用の薬を仕入れたことがあり、当時の軍司令部の取り締まりを受けたのです。

　今初めて明かす話ですが、私は当局に連行され、1 か月近く拘置所のお世話になりました。

124　第二章　道をつくる

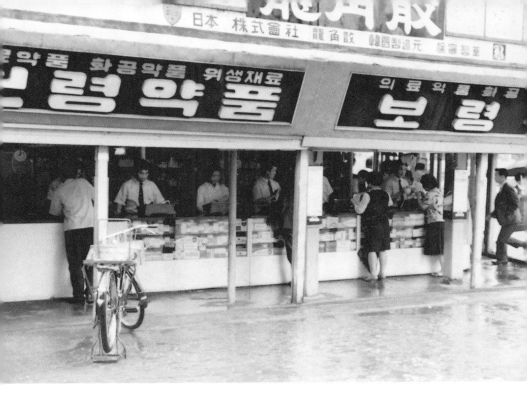

　もちろん、その後は原則に従いました。
　絶対に違法なことはやらない、という原則です。
　その後60年近く、犯罪者として追い詰められたり、誰かに恨まれたりすることがなかったのは、そうした原則を守ったからだと思っています。

第
三
十
五
話

# 保寧をより進化させた
# 保寧ならではの革新の出発点

## — オープンショーケースと伝票制

　違法なことはやらないと決意した私はその後、意外にも身近なところで違法行為を発見しました。お客様が増えて薬局が大きくなり、従業員の数が増えたせいかもしれません。

　通常、薬を販売する従業員が注文を受けると、まず先に薬をお客様に渡し、その後にお金を受け取ります。ところが連日お客様で賑わい、従業員たちも慌ただしく過ごす中、薬代を受け取らずに販売する者がいたのです。

　それが一回や二回なら単なる間違いとも思いますが、日々の精算を調べていくと、それが巧妙に繰り返されていることがわかりました。

　明らかに作為的な違法行為です。

　私は証拠を見つけるために、すべての薬に一つ一つスタンプを押しました。そして、その薬が出る過程と、入ってくる金額をチェックしました。

　そしてついに、故意にお金を少なく受け取り、薬を中抜きしていた従業員を突き止めました。

　相手の人物もお客様を装った偽物で、その従業員と手を組んだ違法行為の協力者でした。

　安い値段で薬を手に入れて、それを転売して得た利益を山分けしていたのです。

　私はその従業員を叱責して解雇した後、根本的な対策を探りました。

　私はまず、薬局内の陳列棚をオープン方式に変えました。以前は薬が入ってきたら、空いている場所に分類して積み重ね、とても大まかに管理していたのです。

126　第二章　道をつくる

また、これまでは陳列棚ごとに扉があったので、その都度扉を開けて薬を取り出さなければなりませんでしたが、前面と側面に段状に薬を配列するオープンショーケースを設置することで、入出庫や保管等の薬剤管理がより体系的に行えるようになりました。

　その次に、伝票制による管理方式を導入しました。
　それは販売するごとに、その品目や数量、価格をその都度、伝票に記入して確認する方式です。
　薬品が出るたびに伝票にその内容を薬剤師が記載し、管理部署がその伝票を受け取って再確認してから、お客様に薬品を渡したのです。伝票制は薬局経営を質的に発展させる画期的なシステムでした。一方で、薬剤師からは苦情が寄せられることもありました。

　「私のことを信用できないのか」という不満です。

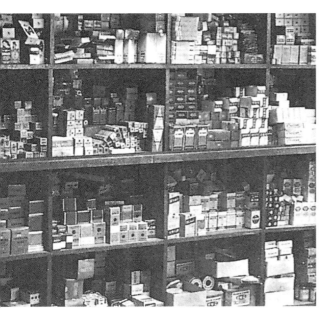
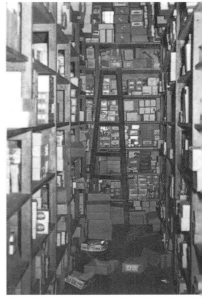

しかし、伝票制の導入後、これまで必要以上に抱えていた在庫が約ト
ラック1台分も減り、そのうえ注文から処方、販売までの時間も短縮さ
れて効率も上がったことから、皆すぐに共感してくれるようになりまし
た。
　最初は、お客様も慣れない様子でした。薬を渡す前にお金を先にいた
だくので、不安に思うお客様もいました。そんなお客様の不満を察し、
私は受け渡しのプロセスを真ん中の段階に置きました。

　お客様が注文した薬品名を従業員が伝票に記入します。
　その後、お金を受け取って会計管理者に渡すと、確認のチェックをし
て伝票を薬品管理者に渡すのです。

　こうして徐々にお客様も仕組みを理解してくれるようになりました。
　お客様は以前よりも正確に、早く薬を受け取ることができるようにな
ったのです。
　薬局が成長して人材を配備し、システムを整備した後で、私は違法行
為に直面しました。
　そして、その対応をきっかけとして、システムを一新しました。

　オープンショーケースと伝票制は保寧独自の革新であり、その後の保
寧が一層進化するための出発点となりました。

# 信頼を失うことは、
# すべてを失うということです

第
三
十
六
話

　保寧薬局の初期の営業戦略が、ソウル大学校経営大学院の研究テーマとして取り上げられたことがありました。討論のテーマは「顧客満足」です。

　私は、保寧薬局の経営方式が韓国の最高学府の学術テーマになったことについて、少し恥ずかしい思いがありました。私がやったことは、適正な価格設定、薬品の品揃え、最善のサービスを提供するなど、ごく常識的なことだけだったからです。

　ですが、この三つの経営方針がお客様に与えた影響は、思った以上に大きかったようです。それはお客様に「信頼」を示したからです。

　社長を信じ、薬剤師を信じ、社員を信じることは、薬品に対する信頼につながります。信頼できる薬を服用できることは、患者様にとって非常に重要なことです。

　そのため、私は自社で製薬を手掛けるようになってからも「信頼できる薬」「信頼できる効能」を求めて全力を尽くしてきました。その結果、保寧薬局に続き保寧製薬もお客様から信頼を勝ち得ることができ、会社として現在に至ることができたのだと思います。

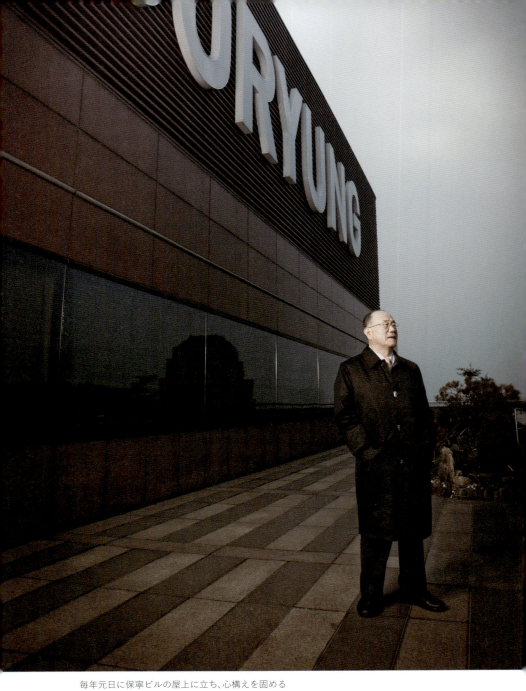

毎年元日に保寧ビルの屋上に立ち、心構えを固める

こんな言葉があります。「お金を失うことは、小さく失うことである。名誉を失うことは、大きく失うことである。健康を失うことは、すべてを失うことである」

　企業も同じだと思います。
　店の運営や会社の経営をしていると、損害が発生してお金を失うこともあるかもしれませんが、それは後から取り戻せるので、「小さく失う」ことです。
　企業イメージが損なわれるようなことがあれば、会社としての、また経営者としての名誉に傷をつけることになるので、「大きく失う」ことになります。
　個人と違い、企業の場合、健康とは「信頼」を意味します。なぜなら、お客様からの信頼が直接、企業の健全な運営につながるからです。信頼を得られない店や企業は、体質が非常に脆弱です。

　よってお客様からの信頼を失えば、すべてを失うのです。

第
三
十
七
話

# 母と妻がお札に
# アイロン掛けした訳

　お客様から信頼を得て、保寧薬局には連日大勢のお客様が訪れました。

　クレジットカードや自動振替などの決済手段がなかった時代なので、
当時、薬局を訪れるお客様は例外なく代金を現金で支払いました。

　当時は深夜0時に外出禁止令が出て、午前4時に解除されていた時代
です。周辺の店の中で一番早い4時ちょうどに開店するので、私は薬局
で寝泊りすることが多かったのです。

　深夜の精算を終えた後、私はお札でいっぱいの大きなカバンを肩に背
負って帰宅しました。

　当時同居していた母と一緒に、妻が作った夕食を遅い時間に美味しく
頂いた後、家族全員が臨時の銀行員になります。

　部屋の床にお札をたくさん広げて、10ウォン、100ウォン、500ウォン
と分類し、それを100枚ずつ束ねるのです。

　1日中薬局の仕事をして疲れ切っている私よりも、母と妻の手のほうが
速く動きます。

　夜遅くにお札の仕分け作業が終わり、私がしばらく横になっていると、
妻がアイロンとアイロン台を準備し、母と一緒にそのたくさんのお札を、
1枚1枚、丁寧にアイロン掛けしていきます。

　様々な人の手を経てしわくちゃになったお札が、まるで新しい服を纏
ったかのようにピンとします。

132　第二章　道をつくる

母と妻は、お客様が保寧薬局を信じ、薬代として惜しみなく払ってくれたそのお金がどれほどありがたく貴重なものであるか、よくわかっていました。

　そして、そのお金が銀行に行くにしても、薬品の卸売店に向かうにしても、製薬会社の社員の手に渡るにしても、せっかくならしわくちゃのお札ではなく、ピンとしたお札を渡したほうが、その人たちの気分が良くなると考えました。

　特に、お客様がお釣りとして受け取る時、気持ち良く財布に入れてほしいという願いを込めたのです。


　私はそのアイロン掛けが、まるで1日中働いて疲れた私の心と体を整えてくれるように思えました。

　ですから、私は次の日も元気な足取りで、また薬局に出勤することができました。

　そして、そのアイロン掛けは私の着る服のシワを伸ばし、ズボンに折り目を付ける作業でもあったのです。


　おかげで私はさらに大きな夢を抱き、より大きな舞台へ堂々と出て行くことができました。

　それは、薬を販売する仕事から、薬を作る事業へのステップアップでした。

第三章

———

# 道をひらく

第
三
十
八
話

# 販売するだけではなく、薬を製造しよう

## ―「薬局」から「製薬」へ進む道を探る

　保寧薬局は連日、お客様であふれかえっていましたが、私には感謝と同時に申し訳ない気持ちもありました。

　お客様が買いたい薬が店にない時には、あちこちに出向いて仕入れてくることもありましたが、それすらできない時も多々ありました。

　患者様が必要とする薬が、どこにもないのです。

　朝鮮戦争の後、アメリカからの国際協同組合同盟（ICA）の援助資金は、1950年代の半ばから本格的に韓国の製薬業界に割り当てられました。

　これを契機として、韓国で医薬品国産化の風が吹き始めたのはとても幸いなことでした。

　その結果、生産許可品目の数が大幅に増加するなどして製薬業界全体が活性化し、徐々に国民も国産の医薬品に大きな期待を寄せるようになりました。

　私は、より良い薬をもっと大量に作ろうとして日々努力している、製薬会社を始めとするすべての製薬業界の皆さんに感謝の気持ちでいっぱいでした。

　しかし、こうした変化や風潮にもかかわらず、国民は依然として国産製品よりも外国製の医薬品を好んで使っているのが現実でした。

　数百年の歴史を持つ先進国の医薬品に比べ、まだ数十年しか経っていない韓国の医薬品の種類や薬効が劣るのは、ごく当然のことです。国民が不正に流通している輸入医薬品や軍需医薬品を求めたとしても、それを責めることはできません。かといって、いつまでも外国製の医薬品に負けている訳にもいきません。

136　第三章　道をひらく

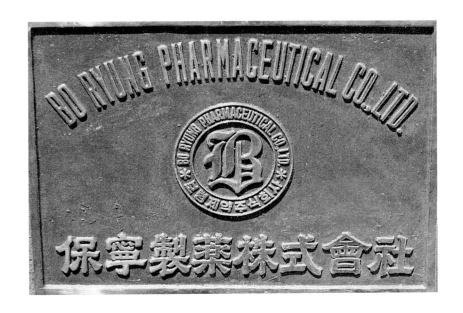

　そもそも、外国人の体質や症状に合わせて作られた薬に、韓国の国民が依存し続けるのはあまり良くないことです。
　まず、このような国民の根深い意識を変えることが、韓国の製薬会社が取り組むべき最優先の課題でした。
　もちろん、当時の韓国の製薬会社の創業者や経営者、そして全社員が大変な努力をしていることも、私はよく知っていました。彼らに惜しみない感謝を送る一方で、私の切実な想いも大きくなっていました。

「私はいつまで、他人が作った薬を仕入れて販売するだけの仕事をやり続けるのか？」

　その想いは高じて義務感に変わっていきました。
「自分で良い薬を作って安い価格でお客様に提供することができれば、単に薬を売って利益を残すこととは比べものにならないほどの大きなやりがいがあるだろう」
　そして、私はついにこう考えるようになりました。
「薬を販売するだけでなく、自らの手で製造しよう」

# 究極の問い
# 「製薬業に参入するための
# 資格とは？」

第
三
十
九
話

　販売から転じて薬を自分で製造するという試みは、確かに簡単にはできない挑戦です。

　製薬への決意を固めたのは、手のひらのような狭い薬局からスタートし、いわゆる「繁盛店」になってからわずか4年が過ぎた頃でした。
　もちろん、薬局でどんなにたくさん薬を売っていても、製造に関してはまったくの素人です。
　薬の販売に必要なのは、人、場所、そして営業戦略だけです。これに対し、薬の製造には研究開発や生産設備、販売先の確保など、きちんと整備しておかなければならない要素がいくつもありました。
　さらに製薬は販売とは異なり、人々の健康と生命に対してより大きな責任と義務を負うことになります。
　それでも私は強く思いました。
　そもそも、薬を販売する仕事を始めた時から、私の最大の関心事は売上や利益ではありませんでした。

　私が最も大切に思うもの、それはお客様の健康です。
　その気持ちをなくしたり、疎かにしたことは一度もありません。常日頃からそのような心構えで働いてきた訳ですから、同じようにやれば製薬もできる、という自信がありました。

138　第三章　道をひらく

2014年4月7日、製薬業の先進化と国民の健康に貢献した功績により受けた国民勲章無窮花章

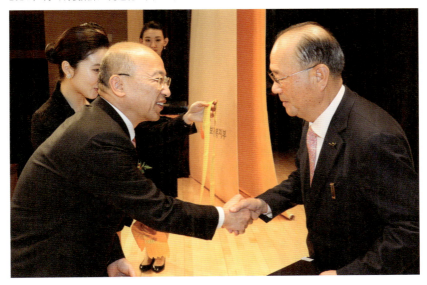

　製薬会社の理念や取り組みにおいて「人々の生命と健康」より大切なものはないでしょう。
　私は自分で薬を作りたいと思ってから、繰り返し自分に問いかけました。
「果たしてキム・スンホには薬を作る資格があるのか……」

　そして、ついに結論に達しました。
　それは私の心の中で「人々の生命と健康」が一番にあったからこそ、また病気で苦しむ保寧薬局のお客様の切実な気持ちを理解しているからこそ、たどり着くことができた結論です。

「私には薬を売るだけではなく、薬を作る資格がある」

第
四
十
話

# 困難を耐え抜く気持ちが あってこそ、「行為」は 「挑戦」になります

製薬業界への進出を模索する段階から、私の挑戦は予期せぬ困難に直面しました。

最も基本的な手続き、つまり製薬するための新規の許可が得られなかったのです。

1950年代後半から業界にとって好況ともいえる様々な環境整備が行われ、製薬会社の数も急速に増加していきました。

それに伴い、韓国の保健社会部は過当競争を防ぐという趣旨で、新規許可の申請自体を規制しました。

それだけではありません。

既存の医薬品の生産事業所に対しても、大々的な製造設備の改善を要求したのです。このような状況では新規許可の申請や取得は、事実上不可能でした。

しかし、困難に直面して簡単にあきらめてしまうようなら、それは「挑戦」とはいえません。すべてが計画どおりにうまくいくのなら、それは「挑戦」ではなく単なる「行為」です。

困難を覚悟し、またそれを乗り越える心構えがあってこそ、「行為」は「挑戦」になります。

当面の間、私は一歩引いた状態で製薬業界の動向を見守ることにしました。

同時に、いつか訪れるはずの製薬会社創業のチャンスを伺い、粛々と準備を進めていきました。

140　第三章　道をひらく

1963 年の夏、釜山にある東栄（トンヨン）製薬という会社に関するニュースを耳にしました。経営が苦しくなり、新しい経営者を探しているというのです。

東栄製薬は 1950 年代の末に、医薬品国産化の波に乗って設立された会社でした。しかし、会社運営や技術レベルが良好とはいえず、製品らしい製品を一つも生産できないまま経営状態が極端に悪化している、ということでした。

製薬業という新たな挑戦の準備をしていた私にとって、東栄製薬の持つ製薬業の許可は大変魅力的なものでした。

そして保寧薬局を開業してからちょうど 6 年目の 1963 年 10 月 1 日、私は保寧薬品株式会社を設立しました。

「保寧薬品」という名前で運営してきた医薬品卸売業を正式に法人化させたのです。

法人設立により、私は製薬会社の創業に一歩近づきました。

法人設立から約 1 か月後の 11 月 11 日、私は東栄製薬を買収し、代表取締役社長に就任しました。

そして、保寧薬品の倉庫として使用するために購入してあった保寧薬局の向かいの三階建ての建物に事務所を開設しました。

歴史を考えるうえで「もしも」の話をすることはあまり意味がない、といいます。

しかし、もしもあの時に許可を取ることが難しいという理由だけで製薬会社の創業を先延ばしにしていたら、保寧はどうなっていただろうか、と想像します。

新しい挑戦をあきらめて薬局のまま続けていたら、私は今頃、何をしているでしょうか。これが、私が初めて書いた自叙伝を次のようなタイトルにした理由です。

『好機は待ってくれない』

141

# 蓮の花のような
# 蓮花村蓮池洞の最初の工場

第
四
十
一
話

　鍾路五街から秘苑（ビウォン）のほうへ行くと、とてもきれいな名前
の町があります。
　「蓮」の「池」と書く蓮池（ヨンジ）洞です。「蓮池」という名前はその昔、
とても冷たく澄んだ井戸があったことに由来するそうです。

　私が蓮池洞に引っ越したのは、東栄製薬を買収する直前のことでした。
　かつて蓮池洞には主に外国人宣教師が住んでいて、町の前に馬車道が
ありました。
　私が引っ越した当時は貞信（チョンシン）女子高校が近くにあり、後
に三養（サミャン）社本社、斗山（ドゥサン）グループの蓮崗（ヨンガン）
ホール、キリスト教会館などができました。
　私の家族の住まいは、その鍾路区蓮池洞 193 の 7 番地にありました。
東栄製薬の買収と同時に製薬業に進出した私は、50 坪ほどの自宅の一角
に製薬設備を設置しました。
　自分が住む家の中に、臨時の工場を作ったのです。

　単発ロータリー錠剤機などの粗末な設備しかない工場です。それでも、
私にとってあの蓮池洞の家は、家族の大切な生活 の場でした。
　そして、何よりも「製薬」という挑戦に着手した大切な工場でもあり
ました。
　私は今でも、蓮池洞の工場で初めて薬品を作った日のことが忘れられ
ません。東栄製薬を買収し、製薬業に挑戦して約 50 日後、1964 年 1 月 2
日のことでした。

142　第三章　道をひらく

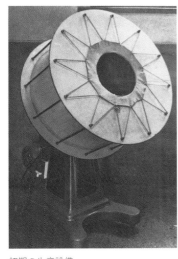 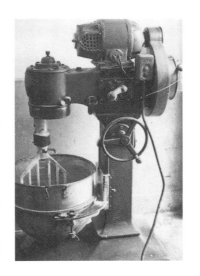

初期の生産設備

　私が初めて作って世に出した薬の名前は「オレンジアスピリン」です。

　薬を作る過程においても、私の信条は保寧薬局の開業時と同じです。ただひたすら人の生命の重みと健康の価値だけを考える。そんな気持ちで設備を整え、人員を補強し、原薬を調達し、薬を作りました。

　蓮は夜も花が咲くそうです。
　私たちの人の生命と健康を考える気持ちは昼夜関係なく、いつも同じです。なので、ヨンコッ（蓮の花という意味）村蓮池洞の工場は、本当に「蓮の花」という言葉がぴったりでした。

　皆さんは蓮の花言葉をご存知ですか？　それは「私を救ってください」です。
　私たちは昼も夜も、患者様の痛みを和らげようとしていました。ヨンコッ村蓮池洞の最初の工場は、まさに蓮の花のようでした。

143

第四十二話

# どんな大手の製薬会社にも
# 負けない零細企業の
# 驚くべき底力

「オレンジアスピリン」という最初の製品で製薬業へ名乗りを上げたものの、蓮池洞の工場は家内工業のレベルから抜け出せないような、とても粗末な工場でした。どうにか仕入れてきた原薬を小分けし、保寧薬局だけで販売する程度の、小規模な施設がすべてです。

その頃はまだ、保寧薬品の製品を保寧薬局にしか置けなかったのです。

設備といっても、打錠機とコーティング装置、粉砕機くらいしかありません。

社員も生産部長、総務部長をはじめ、設備を稼働するための5〜6人しかいませんでした。

ブロック建ての工場も狭く、原薬や製品を積み上げておくことにも苦労する状況でした。

そのような決して良いとはいえない環境の中で懸命に働いてくれる社員たちに、私はいつも心苦しく思っていました。

同様に、家族に対しても感謝と同時に申し訳ない気持ちがありました。

あちこちに機材や原薬が置かれ、狭い敷地の中で社員たちが行き来していたので、妻や子供たちにはまったくといっていいほどプライバシーがありません。

それでも妻が不快な態度を露わにするようなことは、一度もありませんでした。子供たちも駄々をこねたことはありません。

そうした社員たちや家族のためにも、私はもっと頑張ろうと決意しました。

私は、質の良い薬品を作りたいと考えていました。

144　第三章　道をひらく

万が一、製品に問題があった時は、たとえそれがどんなに小さな欠陥であっても、すぐに作り直すか、廃棄処分するようにしました。

　薬の販売を専業としていた保寧薬局の頃も、製品の品揃えを増やして、安い価格で誠実に販売することが運営方針のすべてではありません。

　当時から、私たちが販売する薬が問題にならないよう徹底的に管理し、包装に少しでも問題が見つかれば、絶対にお客様に出さないようにしていました。

　そのようにしてお客様から信頼を得てきたのです。

　薬を作る時も売る時も、私は同じ気持ちでした。

　保寧薬品初の製品の納入先である保寧薬局でも、製品の品揃えをし、誠意をもって安い価格でお客様に販売する、という姿勢を保ち続けました。

　そして蓮池洞工場では「お客様の健康を第一に考える」という方針を掲げました。

　そのようにして、薬局の頃と同じように徐々にお客様から信頼されるようになりました。薬局から始まったお客様の信頼が、製薬にも築かれ始めたのです。

　それは、どんな大手の製薬会社にも負けない、驚くべき底力でした。

第
四
十
三
話

# 薬局から製薬会社に
# 転身して三度生まれ変わる

　信頼を勝ち得ることはもちろん、オレンジアスピリンを通じた新しい
お客様との出会いは、本当に大きな価値がありました。私にとってこれ
ほど大きな自信を与えてくれた出来事はありません。

　私は、アスピリンとフェナセチン、カフェインなどを配合した「A.P.C」
「サントニン錠」「チアミン錠」「エフェドリン錠」「スルファジアジン」
などを次々と生産しました。これらの製品はいわゆる「薬典品」に属す
るものです。

　薬典品とは、製造方法や原薬・用途・純度など、処方の基準を国が定
めている薬品を指します。

　製薬業が未経験の私は、まずその基盤と実績を作ることが必要でした。
それが生産技術や販売の面で比較的負担の少ない薬典品の製造から着手
した理由です。

　当時の私にとって製薬の初歩ともいえる薬典品がすべてであり、それ
らは保寧薬局だけで販売していました。それでも、そういった経験を積
むことは、私が新しい挑戦に踏み出すうえで十分役に立ちました。

　オレンジアスピリンと A.P.C は、多くの家庭で常備薬になるほど人気
を得ました。また、スルファジアジンは細菌性疾患に優れた効果を示し、
大きな関心を集めました。

　その後、蓮池洞の工場では「ビタミンC」や「健胃錠」などの後続製
品を順次生産していきます。

146　第三章　道をひらく

保寧製薬初の生産品「オレンジアスピリン」

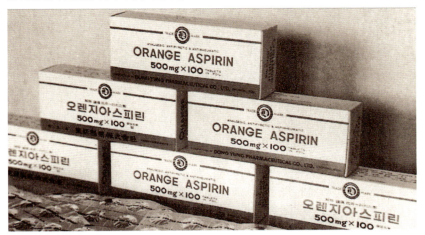

　人が生まれて初めて目にする風景は何でしょうか。
　私はまったく覚えていませんが、おそらく人それぞれに違うのだと思います。

　私は1960年代までに三度生まれ変わったと思っています。
　一度目は実際に私が生まれた時、二度目は薬局を開業した時、そして三度目は製薬の道に進んだ時です。

　実際に生まれた時の、最初に見た風景の記憶はありません。二度目に生まれた時、私は最初にお客様を見ました。
　そして三度目に生まれた時、私はまず自分が作った薬を見て、その薬を信頼してくれるお客様を見ました。

　私は毎回生まれ変わったような気持ちになり、そのたびに最善を尽くす覚悟を固めることができたのです。

## 「臆病」とは行動すべき時に しないこと、「慎重」とは 行動すべき時を待つ忍耐力です

第四十四話

　薬典品に続き、私は抗生剤の生産を始めました。

　そんな私を見て、周りは「どうして抗生剤を生産するのだろう」という反応を示しました。なぜなら、製薬業界では抗生剤はすでに「時代遅れの品目」と見なされていたからです。

　しかし、私には薬典品の製造から着手した時と同じように、自分なりの段階的な戦略がありました。つまり、既存の製薬会社は抗生剤から目を背けていた時期だったので、逆に激しい競争なしで市場を確保することができる、と考えたのです。

　そんな私を見て、人は「慎重になり過ぎだ」と思ったかもしれません。

　しかし、当時の私は短距離のスプリンターではなく、長距離のマラソンランナーを目指していました。

　100メートル走のような短距離ランナーであれば、序盤から全力疾走しなければなりません。

　一方、マラソンランナーは終盤の40キロ以降のことも頭に入れ、綿密にゲームプランを立てたうえで走ります。ペースコントロールは、まさに企業の投資にあたるでしょう。

　私は将来、より多くの人々を治療する薬品を作るつもりでした。マラソンで例えると、私のゴール地点は「特別な治療薬」もしくは「新薬」でした。

製薬業に進出した後、お客様の信頼を得たことに加え、保寧薬局のほうでも善戦が続いたことで、基礎体力、つまり積極的に研究開発に投資するための元手は確保できていました。しかし、マラソンで短距離スプリンターのように最初から全速力で走ってしまったら、完走できる保証すらありません。

　「臆病」と「慎重」は違います。「臆病」とは、行動すべき時にしないことです。それに対し、「慎重」とは行動すべき時を待つ忍耐力のことです。

　私は、新薬の開発にあたって大切なことがよくわかっていました。
　すべきことを事前に十分検討しておくのに加え、経験の積み重ねが大事だということも理解していました。それこそまさに、私が慎重に、辛抱強く十分に時間をかけてきた理由です。

　そして、ついにその時がやって来ました。
　1966年2月26日、私は保寧製薬株式会社に社名を変更しました。当時作った会社初のシンボルマークは、真ん中に丸い円があります。
　地球を象徴するとともに「人類の健康のために貢献する企業」になろう、という気持ちが込められています。

　こうして、保寧製薬は60年にわたる長距離マラソンをスタートしました。ようやく本格的に製薬の長い道のりを走り始めたのです。

## 会社の経営者は風水の
## 専門家でなければなりません

### ― 聖水洞工場の土地を探す

　風水とは、本来は宗教用語なのだそうです。

　陰陽論と五行説に基づき、土地に関わる理（ことわり）を体系化したのが風水ですから、単なる「迷信」として侮ってはいけません。

　風水は先祖の加護を受けたり、良いお墓の場所を探すための「験担ぎ」として扱われがちですが、私たちの先祖が千年以上も拠りどころにしてきた思想・学問でもあるのです。

　私は、先祖のお墓に適した場所を風水に基づいて探すことを「迷信」「前近代的」と決めつけるのは間違っていると思います。

　風水といえば、主に背山臨水、つまり山を背にして水を眺める地形を思い浮かべます。

　このような土地は、昔から住宅や建物を建てるのに最も理想的な場所とされてきました。

　私は、製薬業を含め、製造に携わる会社の経営者は、ある程度の風水の知識を身に付けておくべきだと思います。私は身をもってそれを実践してきました。

　「保寧製薬」という名前で本格的に製薬業に進出しましたが、最優先ですべきことは生産のための施設と設備を設けることでした。

　既存の蓮池洞の工場は様々な点で限界がありましたし、もしずっとそのままでいたら、それこそ前近代的な家内手工業から永久に抜け出すことはできません。

150　第三章　道をひらく

私は1966年に入ってから、ソウルや京畿地域のあちこちに工場に適した土地を見に行きました。良い工場地の選定にあたっては、先祖代々のお墓の方角を決めたり、家の場所を探す時よりも一層厳しい目で見なければなりません。

　単に土地が広い、水はけが良いということだけでなく、より多くの条件を考慮する必要があります。

　製造業の工場は、適度な規模を備え、水と電気の供給が容易なことに加え、交通の便が良くなければなりません。

　そして、特に製薬業は清潔な周辺環境を必要とします。人の健康に責任を負う工場であれば、それは必須条件といえます。

　これらの五つの条件を満たす土地を探すために、私は首都圏各地を旅する風水師にならなければなりませんでした。


　とはいえ、私は将校の頃、すでに同じようなことをしていたのです。塹壕を掘る位置を探す時も、周囲の地形、隠蔽条件、偵察視界の確保、有事の際の撤退方向、そして補給路など、もっとたくさんの条件を考慮する必要がありました。

　そうすることで部下を守り、自分を守り、最終的に戦いに勝つことができるのです。ほかでもなく、塹壕は味方の命を守る場所なのです。

　将校時代のことを思い出しながら、私は数多くの工場候補地を吟味した結果、城東（ソンドン）区聖水（ソンス）洞を選びました。


　そこは聖水洞二街302の8番地の一帯です。

　当時、聖水洞はソウルの郊外からも離れた場所にありました。ほとんどが田畑でしたが、後々工場の施設を増やすような時には、それが逆にメリットになると思いました。

　周囲に立派な建物や住宅が立ち並んでいるような所であれば、工場を拡充するための土地を購入して、新たに施設を建てることも難しいからです。


　保寧最初の工場である聖水洞工場の敷地は正味700坪程度でした。

　将校時代に塹壕に適した場所を見つけた時は、私はすぐにそこを部下に掘らせました。同様に聖水洞の工場地が気に入った時も、早く土を掘り起こして工場を建てたいと思いました。

私は、すぐに土地の所有者を訪ねました。

　しかし、自分の持っている土地を気に入った人がいるとわかると、なるべく高い値段で売りたいと思うのが所有者の心理です。それは昔も今も変わりありません。

　私は所有者に「国民の利益となるような製薬工場を建てたい」という熱意を何度も示し、最終的に相場より少し高い金額で購入することができました。

　土地の購入が完了した時は、それこそ飛び上がるほど喜びました。これでもっと良い薬を大量に作って、大勢の患者様を治療することができる、という喜びです。
　支払った金額はやや高くついたものの、少しも惜しくはありません。
　それは未来への投資であり、人の生命のために貢献することだったからです。

152　第三章　道をひらく

# 聖水洞工場のピアノの音

第
四
十
六
話

　1966年秋、ついに聖水洞工場の建設に着手しました。

　私たちの工場地の横にはサミックピアノ（韓国の楽器メーカー）があ
りました。

　私はその工場の社員たちがピアノを組み立て、調律している様子を想
像してみました。まるで彼らが奏でる素敵なピアノの音が静かに聞こえ
てくるようです。

　私はほぼ毎日、工事現場に足を運び、建設工事の音を聞いていました。

　もちろん、それは油圧ショベルやブルドーザーのとても騒々しい音で
したが、私にはピアノの音よりも美しく聞こえました。

　しかし、1966年の末から1967年の初頭は非常に寒かったことから、工
事はなかなか思うように進みません。

　私は寒さに震えながら、社員たちと一緒に工事現場を身守りました。

　1967年4月30日、厳しい寒さを乗り越えて春が訪れ、ついに聖水洞工
場が完成しました。敷地691坪、建坪190坪の二階建ての建物で、とて
も保寧製薬らしい最初の工場でした。

　聖水洞工場はいかにも工場らしい佇まいで、まさに「典型的」ともい
えるような製薬工場でした。工場内にはコンベヤシステムを含む自動化
設備が備わっています。

153

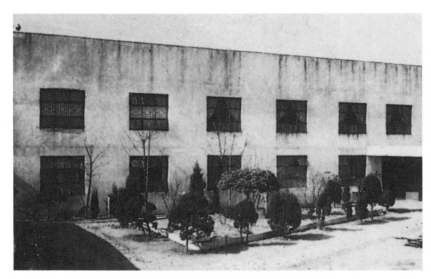
聖水洞工場の全景

　規模の面では、当時のどの製薬会社の工場と比較しても見劣りしません
でした。そのため、こんなことも言われたりしました。
「生産品目も生産量も少ない保寧製薬にしては、工場が大き過ぎるんじ
ゃないのか？」

　しかし私は、保寧の将来を考えると、むしろもっと大きな工場が必要
だと考えていました。
　特に、これまで社員たちには工場の敷地の狭さを申し訳なく思ってい
ました。
　運動施設一つとっても、小さな卓球場を一つ作るのがやっとだったの
です。
　そんな理由で、次の工場である安養（アニャン）工場を建てた時には、
大きな運動場に加えてサッカー場も作りました。

第四十七話

# 学ぶべきことを学ぶために
# 捨てるべきものを捨ててこそ、
# 真の勝者になることができます


　聖水洞の工場が建設されてから、私はずっと隣のサミックピアノのことが気になっていました。

　工場の建設が始まった頃から一番羨ましく感じていたのは、サミックが当時すでに様々な国へピアノを輸出していたことです。私たちの工場の出荷場から積み込まれた薬品が仁川港や釜山港へ運ばれ、輸出船に積まれる日を、私は何度も想像しました。

　もしそのきっかけになるものがあるとしたら、それは外資系製薬会社との技術協力であり、製品は生薬製剤だろう、というのが私の推測でした。

　1960年代まで、韓国の製薬業界は研究開発部門が未熟な状態でした。そのため、外国企業と技術提携を結び、先進技術を導入することはまさに急務だったのです。

　聖水洞工場を建てる時、私は並行して外国の技術提携先を模索していました。

　同時に、私は生薬製剤についての勉強をしました。

　漢方薬材が豊富な韓国の状況から考えると、生薬製剤は原料の供給を安定的に受けることができます。

　多くの韓国の製薬会社が競って高価な外国の原薬や製薬原料を輸入している状況において、それは非常に大きなメリットです。多くの韓国の国民が西洋医学の薬に期待し、その普及が進む一方で、伝統的な漢方薬材を信頼する風潮も根強くありました。しかし、問題もあります。

　特に西洋の薬が浸透するようになると、韓国の伝統的な漢方医学や薬材に関する研究が疎かになり、研究資料も足りなくなってきたのです。


155

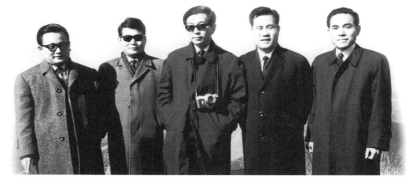

聖水洞工場の予定地の視察に訪れた㈱龍角散の藤井康男社長(中央)と共に

　私は「外国の製薬会社との技術協力」と「生薬製剤」という二つの要件を満たす方法を考えました。

　結局、答えは日本にありました。
　日本では、当時も生薬に関する研究や開発が盛んで、科学的な研究を綿密に行っていました。事実、日本で開発された生薬製剤はとても優れていて、その効能も広く知られており、まさに生薬の先進国です。
　ただ、日本との技術提携にあたっては、越えなければならないハードルがたくさんありました。
　当時は、光復(日本の植民地支配からの解放)を迎えてから20年が過ぎたばかりで、国民はまだ日本に対する抵抗感を持っていました。
　日本から来た製品に「保寧」の名前が記された瞬間から、国民は保寧製薬を敬遠するかもしれません。
　しかし、私は相手が誰であれ、長所は認めるべきだと思いました。学ぶべきことを学ぶために捨てるべきものは捨てる。そうすれば、いつの日か真の勝者になれる、という考えです。

　日本は製薬技術も生薬の研究も、韓国より圧倒的に進んでいる国でした。私はその良さを認め、学ぶことは学ぼうと決めました。そして、真の勝者になろうと思いました。

第
四
十
八
話

# チョン・ジュヨン会長の
# 造船所設計図と、
# 保寧製薬の工場設計図

　現代（ヒョンデ）グループのチョン・ジュヨン（鄭周永）会長には有
名なエピソードがあります。
　チョン会長は韓国初の近代的な造船所を造る予定でしたが、それを建
造する前に船の注文を受けようとしたのです。
　実際に、チョン会長はギリシャのとある船主と商談し、造船所の建造
予定地である蔚山（ウルサン）尾浦（ミポ）湾の白い砂浜の写真を見せ
ただけで、受注に成功したそうです。
　それは 1971 年のことでした。

　しかし、私はそれより 5 年ほど前の 1966 年に、同じような経験をして
います。

　日本との技術提携と生薬製剤の開発を模索していたところ、ファン・
ドクジンという人物が㈱龍角散との技術提携を私に提案しました。
　日本で生まれ育った彼は製薬業界に深い造詣があり、日本で生産されて
いる薬品を韓国に紹介する傍ら、中外貿易の社員として働いていました。

　当時、龍角散は非公式なルートでごくたまに韓国に入ってきていまし
たが、1965 年の日韓国交正常化以降、少量だけ公式な窓口を通して輸入
されていました。
　龍角散はなんと 140 年以上前から伝わる日本の伝統的な薬品で、動植
物性の生薬から抽出した成分が気管支や喉を保護し、とても大きな効果
があります。
　私はその提案にとても興味を持ちました。

157

すぐに自社で新薬を開発するのではなく、まず「外国企業との技術提携により基盤を築く」「伝統的な生薬を原料にする」という私の構想と一致していたからです。

　また、高度成長の過程で工場や建設現場で発生する埃や、増え続ける車両の排ガスなどで気管支疾患にかかる人が多かったこともその要因でした。

　しかし、龍角散を生産する日本の会社は、私たちとは比べものにならないほど大きな先進国の製薬会社です。簡単に提携したり、技術を提供してくれないであろうことは明白です。私は、日本の貿易仲介者に依頼して、㈱龍角散との接触を試みました。

　㈱龍角散側は、資本金や売上高、主な生産品、従業員数など、保寧の詳細な企業情報の提供を求めてきました。

　さらに、現在保有している生産設備の現状、技術導入後に新たに設置する予定の設備など、医薬品の製造環境について重点的に質問してきます。

　その点はまさに痛いところです。聖水洞工場はようやく敷地の買い入れを終えたばかりですし、かといって蓮池洞の小さくて粗末な工場を見せる訳にもいきません。

　私はファン・ドクジンを直接日本に送り、何度も説得を試みました。

　そして、ついに㈱龍角散の当時の副社長と企画管理室長が保寧製薬を訪れました。特に「池田」という名前の企画管理室長は「日本の製薬業界のキッシンジャー」と呼ばれるほど几帳面で気難しい人物でした。

　予想していたとおり、彼らは韓国に来てからも依然として厳しい態度を示し、技術提携には否定的な様子です。

　私は敷地の買い入れを終えた聖水洞の工場予定地に彼らを連れて行きました。もちろん、まだそこは荒涼としていて、田んぼと畑しかありません。

　それでも私は設計図を見せながら、そこに建つ予定の工場で素晴らしい薬が作れることを訴えました。

　そして、彼らが日本に戻ってから数か月後、予想もしなかった連絡が来ました。

「キム社長、是非、日本にお越しください。技術提携契約を結びましょう」

158　第三章　道をひらく

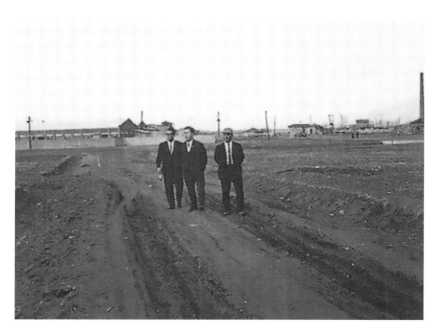

㈱龍角散の重役と一緒に聖水洞工場の敷地内を視察

第四十九話

# 初の日本訪問、より高く遠い場所へ向かうための飛行

## — 初めての海外出張

　初めて空から韓国を見下ろした時のことは鮮明に覚えています。本当に小さくて貧しい国だった韓国は、その分やるべき課題も多く、また進むべき選択肢もたくさんある国でした。

　生まれて初めて飛行機に乗って空を飛んだ時、私の目には韓国がとても希望にあふれた国に見えました。

　1966年12月、私は㈱龍角散と技術提携を結ぶために東京へと向かいました。今考えると、古臭いカバンを抱えて日本に降り立った私は、30代半ばのさぞ野暮ったい青年に見えたことでしょう。

　生まれて初めて乗る飛行機。しかも初めて行く海外。本当にワクワクドキドキする気持ちでした。

　しかも私にとっては一世一代の勝負、つまり日本の生薬製剤の製薬会社との技術提携に向かう訳ですから、その期待と緊張はなおさら大きなものでした。

　実は、日本側の役員の皆さんが私たちの工場、正確にはその予定地を見て帰った日、私の中では失望と期待が半々でした。先進国の製薬会社が、設計図と工場の予定地だけを見て、開発途上国の製薬会社に技術を供与するなど、まずありえません。

　チョン・ジュヨン会長の逸話がそれ以前の出来事ならともかく、こんな商談はまさに前代未聞のことだったでしょう。

160　第三章　道をひらく

しかし、失望すると同時に、私は彼らが去る前に残した言葉に淡い期待を抱きました。
　「小さな薬局から始めて今、私たちとの技術提携を協議するところまで成長できたということは、御社には何か特別なものがあるのだと思います。私たちはキム社長からとても強い印象を受けました。何よりも大切なのは、お互いを信頼する心です」

　私は日本へ行き、㈱龍角散の藤井康男社長と技術提携に関する契約を締結しました。聖水洞工場を作り始めて2か月目のことです。

　契約締結後、私は1週間日本に滞在し、ほかの製薬会社や色々な薬品生産施設を見学しました。帰国する飛行機の荷物の中には、大切な技術提携契約書が入っています。私は祖国に向かって再び飛び立ちました。保寧製薬もまさに離陸する準備ができたのです。

　それから47年後の2014年7月、私はメキシコ行きの飛行機に乗りました。南米全域で高血圧の新薬として注目されていた「カナブ」のメキシコ公式発売イベントに出席するためです。
　日本へ向かう初飛行は、保寧製薬がより高い、より遠くの場所へ到達するための道につながりました。
　そして今も、保寧ファミリーはより高いところへ向かって飛んでおり、その飛行は私がいなくなった後もずっと続くことでしょう。

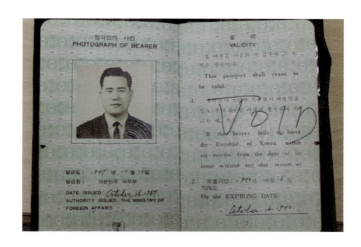

## 不信を覆す努力は、
## すべての製造業者の義務です

第
五
十
話

　いうまでもなく龍角散は保寧製薬を象徴する歴史的な製品の一つです。
今でこそ全体の売上に占める割合は小さくなりましたが、それはたいし
たことではありません。

　過去50年以上にわたり、多くの国民が龍角散を愛し、今も購入してく
れています。50代以上のお客様にとって、龍角散は心に残る思い出の製
品です。

　製造業を営むうえで、ある製品が爆発的に売れることはとても重要で
す。その利益があればすぐに会社を拡大することもできますし、別の事
業に投資することもできます。

　しかし、それ以上に大切なのは、お客様から「長く愛され続ける製品」
を持つことだと思います。ロングセラー製品を持っている会社は、それ
で急拡大はできないとしても、急に業績が悪化してつぶれてしまうこと
もありません。企業の顔となる製品は、その会社が存続していく理由に
もなります。

　私は聖水洞工場で初めて龍角散が生産された日のことが忘れられませ
ん。1967年6月26日のことです。

　保寧製薬が創業4年目にして、初めて新薬の生産に成功した感動的な
瞬間です。

　そして、韓国の生薬製剤の草分け的な薬品が誕生した歴史的な瞬間で
もありました。お客様と保寧の長年の恋人のようなご縁が始まった日で
もあります。

　龍角散は消費者から大きな関心を集めました。

162　　第三章　道をひらく

「噂で聞く『日本の名薬』が韓国でも作られた」ことが大きな話題となったのです。

しかし、龍角散を発売した当初ほど大きな危機に見舞われ、それを克服したことはかつてありませんでした。

ことの発端は、日本製の龍角散を使ったことがあるお客様が「保寧の龍角散は品質が悪い」と言い出したのです。

もちろん、それは事実ではありません。単なる先入観の問題です。

皆が当たり前のように日本のほうが製薬技術に優れていると思っていた時期に、韓国製のものが発売されたので「当然、品質が劣るだろう」と短絡的に考えたのです。

当時なら、おそらくコカ・コーラを韓国で作ったとしても「アメリカ産より味が劣る」と言われたことでしょう。

それでも私はお客様を悪く思うことはありませんでした。たとえ根拠の乏しい不信であったとしても、それを覆して信頼に変える義務は私たちにあると考えていました。

私はすでに薬局に納入されたものを含め、すぐにすべての製品を回収することにしました。その量はなんと５万個で、保寧のようにまだ小さな会社にとっては存亡に関わるような、致命的ともいえる損失です。

それでも私は一切躊躇しませんでした。

私たちは製品の包装に問題があると考えたのです。

龍角散は丸いアルミ容器に粉末を入れ、四角い紙箱で包装してありますが、アルミ容器や紙箱の質と印刷状態が日本製のものと違うことに気づいたのです。

盛り付ける器が違うと、料理が同じでも味が変わると感じるものです。韓国で製造された容器や紙箱はあまり洗練されておらず、それに対し消費者が悪い印象を持って広まっていったのです。

私は下請け業者を回り、新しい容器と紙箱を作る作業に没頭しました。そして、日本製品と同じレベルのものができたことを確認し、改めて売り出しました。

しかし、問題はほかにもありました。それは日本の会社と技術提携したいと思っていた当初から予想していたことです。

163

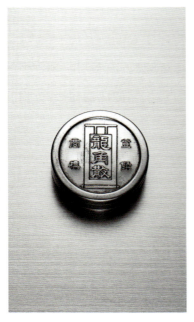
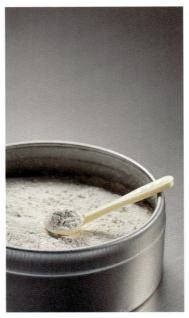

「保寧製薬が日本の薬を輸入してお金を稼いでいる！」
こうした非難が起こり始めたのです。
　国民的な反日感情により、仕入れを拒否する薬局が増え始めました。
　これに対抗して保寧製薬は龍角散について大々的に広告を展開し、韓国の資本で国内生産した長い伝統を持つ名薬であることを強調しました。
　同時に消費者にサンプル品を無料で配布し、その薬効を体験してもらいました。

　1968年以降、龍角散は保寧製薬を象徴する製品となり、韓国の製薬業界の代表となるような生薬製剤として定着しました。それにより、保寧製薬は毎年300〜700％もの売上の伸びを記録しました。
　しかし、売上で得た利益は重要ではありません。
　消費者からの信頼を勝ち得たこと、それこそが最大の収穫であり、保寧製薬の成長でもありました。

第五十一話

# お客様の見る目が変わっても、 私たちのお客様を見る目は 変わりません

　人を見る目が変わる瞬間は、どのような時でしょうか。

　それは見る側、見られる側によっても違いますが、製造業や製薬業には最も基本的な共通点があります。

　ある会社を見る目が変わる瞬間は、おそらくその製品を通してです。もちろん社会貢献をしたり、逆に不道徳なことをしたような時も評価は変わりますが、一番注目されているのは、やはり会社の「顔」ともいえる製品です。

　龍角散により、保寧製薬を見るお客様の目が変わりました。そして、それはお客様だけでなく、国内外のほかの製薬会社も同様でした。

　龍角散が成功すると、海外の製薬会社の見る目が変わりました。

　最初の技術提携をする以前、㈱龍角散は保寧製薬を交渉の相手とは考えていませんでした。

　ところがその後、㈱龍角散を始めとするほかの日本の大手製薬会社のほうから新規提携の提案が来るようになりました。

165

そうして保寧製薬は有名な心臓薬である「救心」と小児疾患治療薬の「樋屋奇応丸」を新たに製造販売する製品に追加したのです。

　彼らとの技術提携の条件は私たちにとって有利なものでしたし、彼らは「韓国進出はまだ早すぎる」という日本の製薬業界の論調も気にせず、率先して私たちに手を差し伸べてくれました。

　救心と奇応丸は大成功を収めました。

　奇応丸は「赤ちゃんの万能薬」といわれるほどに大きな人気を博し、一部の悪徳業者が日本から類似品を持ち込み、商標を偽造して売る「ニセ奇応丸」事件を起こしたほどでした。

　保寧製薬は、名実ともに生薬専門メーカーとしての基盤を固めました。

　そして、私たちを見るお客様の目が変わっていったのです。

　それでも、お客様を見る私たちの目は変わりません。

　保寧薬局の頃と同じように、お客様は私たちがお仕えする大切な存在で、常に最優先です。

第四章

___

共にあるく

## 第五十二話

# 静かな広告には、
# 大きな想いが込められています

## — 音がしない「龍角散」

　なぜ、企業は広告をするのでしょうか。

　このような質問をすると、馬鹿にされるかもしれません。なぜなら、答えはあまりにも単純だからです。

　当然ながら、それはより多くの製品を売り、たくさんの利益を確保し、そして企業のイメージを良くするためです。

　しかし、私はそれだけではないと思います。

　特に薬品を作る製薬会社なら、もう少し違う考え方も必要です。

　お客様が薬を求めるのは、病気を患っていたり、体調が悪いからです。製薬会社が作る薬は、そうした体の不調や苦痛を緩和するためのものです。なので、医薬品の広告にはこうした観点も必要なのではないでしょうか。

　「もしかして、このような不調はありませんか？」というお客様に対する助言です。

　それは「もしこんな不具合があるのなら、私たちがお助けいたします」という心からの好意に基づく問いかけです。薬品の広告はより多くの製品を売るためだけでなく、正確な効能を患者様に知らせることがもっと重要視されるべきです。

　初めて龍角散を発売した当時、ラジオや新聞の広告のほとんどが製薬会社のものであるほど、薬品の広告が盛んでした。

龍角散の場合、まず主成分が生薬であることと「水なしで飲める」という服用の便利さをアピールしました。また、「気管支と声帯を守ろう」というキャンペーンを行い、教師や声優、アナウンサー、エンジニア、ドライバー、鉱山労働者といった喉を酷使する職業に従事している皆さんの不快感を和らげたいと思いました。

　そして龍角散が細かい粉末であることを強調し、1973年に開始したテレビCMの次のようなナレーションが人々の話題となりました。

　この音ではありません。
　この音でもありません。
　龍角散は音がしないのです。

　保寧製薬の初期から、私たちはお客様とのコミュニケーションに重点を置きました。恋愛もそうでしょう。まずお互いを知らなければなりません。
　お客様が私たちの製品を知り、私たちがお客様を知ることで、お互いに心を通わせることができます。

　龍角散に代表される当時の私たちの広告は、お客様とのコミュニケーション手段でした。
　それは体調が悪い皆さんのつらさを軽減させるための気遣いでもあります。誰かが病気になって、それに心を痛める人がいる。まさに家族のような愛情です。

　私たちの広告はまるで龍角散のように穏やかでしたが、大きな想いが込められていました。

## 第五十三話

# 中東からの手紙を
# 家族のような気持ちで読む

1970年代の末、保寧製薬にはサウジアラビアやリビアなど、中東地域の消印が押された郵便物が毎日のように届きました。中東の建設ブームに乗って現地に進出した韓国の建設会社の労働者の皆さんが私たちに送ってきた手紙です。

「喉が痛く、よく扁桃炎になります。家族に連絡したところ、龍角散を4個送ってくれたので服用しています」
「作業現場ではマスクをしていても埃をたくさん吸い込みます。龍角散を服用してきましたが、使い切ってしまいました」
「リビアの大宇（テウ）開発の売店でも龍角散を購入できるようにしてください」

このように、手紙のほとんどが中東地域への龍角散の輸出を求める内容でした。

不安定な天候と砂嵐の中で働く現地の労働者たちが最も必要としていたのが龍角散だったのです。

このような内容の手紙を受け取ったのは、保寧製薬だけではありません。
現地の労働者の皆さんは、切実な思いで韓国の放送局や新聞社にも同じ内容の手紙を送り続けました。
KBSテレビは1981年6月23日のニュース番組でこの問題を集中的に報道しました。

私は、中東の労働者の皆さんから送られてきた手紙を一つ一つ読みました。

　まるでその方々の家族になったような気持ちになりました。私はすぐにでも龍角散を送るか、自ら製品を抱えて駆けつけたい気持ちになりました。

　遠くの見知らぬ土地、異国の地で建設工事を行い、家族のために過酷な環境で働いている皆さんです。

　自分たちの夫、父、息子、兄弟が激しい砂嵐の中で喉の痛みに苦しんでいたら、平気でいられる訳がありません。

　しかし当時は、龍角散を大量に送ることは容易ではありませんでした。

　現地の医薬品の輸入通関手続きが厳しく、韓国産の医薬品の輸出は思うように進まないのが実状だったのです。

　そのため、医薬品の輸出方法を政府レベルで模索しなければなりませんでした。

　それはとても時間がかかることでした。

　そうはいっても、一刻も早く現地の皆さんに龍角散を送らなければなりません。

　ご家族なら当然、そうしたいと思うでしょう。

　結局、私たちは建設会社に共同購入してもらうようにしました。建設会社の資材や人材などと一緒に龍角散を現地へ送り、労働者に供給する方法です。

　その後も中東の建設ブームが続く間、龍角散は韓国人労働者にとって最も大切な必需品となりました。

　保寧製薬は龍角散を頻繁に慰問品として送り、現地の労働者の皆さんと苦労を共有しました。

　今でこそ国際輸送は迅速かつ安価になりましたが、当時は本当に大変なことだったのです。

　しかし、私たちにはそれがどうしてもやらなければならないことだとわかっていました。なぜなら、私たちは家族の気持ちになって皆さんの手紙を読んだからです。

第五十四話

# 良い治療薬を作り、
# より多くの生命を救おう

― 西洋見聞録

　私が㈱龍角散との技術提携のために初めて海外に行ったのは、1966年の冬でした。

　その時、初めて見た日本の様子と先進的な製薬会社は、私にとって大きな衝撃でした。それまでの私はまさに「井の中の蛙」だったのです。

　そんな私はそれから約3年後、「さらに小さな井の中の蛙」であることを思い知りました。

　1969年8月、私は日本の薬事時報社が主催する欧州の薬品業界の視察に招待され、先進国の製薬会社を見学する機会を持ちました。

　私は人生で初めて西洋に行き、当時としてはほかの人よりも早く世界一周をしました。

　インド、イタリア、フランス、デンマーク、アメリカなど三大陸の計9か国を回ったのです。

　行く先々で、私は現地の製薬会社の情勢をノートにびっしりと書き、胸にもしっかりと刻みました。新薬開発のために莫大な資金と人材を投入する彼らの姿勢に、私は強い衝撃を受けました。

　それ以降、世界各地を旅行したり、出張することが多くなりました。しかし、単なる観光のための旅行はほとんどありません。初めての世界旅行で衝撃を受け、旅行先には学ぶべきことがいくらでもあり、一つでも多くのことを吸収したい、という思いが強かったのです。

　初めての世界旅行から帰ってきた私は決意しました。
　「これからは新薬に挑戦しよう！」

174　第四章　共にあるく

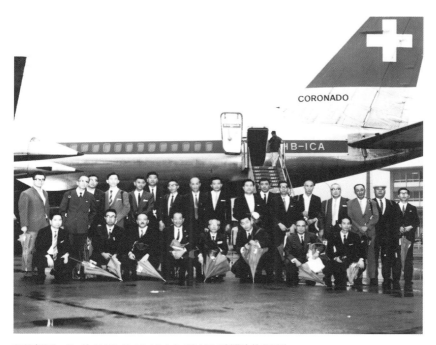

1969年8月、インド、フランス、アメリカなど9か国の製薬会社を歴訪

　生薬製剤と抗生剤で培った経験を基にして新薬を開発する時が来た、と考えたのです。
　視察した製薬会社の先進技術と新薬開発に対する情熱が大きな刺激となりました。
　「これからは保寧製薬も人々の病気を治し、生命を救う薬を作らなければ真の製薬会社になることはできない」とはっきり自覚した旅でした。

　13世紀にイタリアのマルコ・ポーロは、東洋諸国を旅して『東方見聞録』を書きました。そしてこの本は西洋世界に大きな影響を与え、コロンブスのアメリカ大陸発見のきっかけにもなりました。私は初めての世界旅行から帰ってきても、本は執筆しませんでした。
　しかし、私の中には「見聞録」がありました。「より良い治療薬を作り、より多くの生命を救おう」。
　そのような思いがぎっしり詰まった見聞録です。

175

第五十五話

# より多くの人々と
# 共に歩む道を志す


　私の中にある西洋の見聞録を基に、保寧製薬は治療医薬品を中心とした新薬の開発に舵を切りました。
　その本格的な始まりは、世界歴訪を終えて帰ってきた直後の 1970 年 12 月 1 日に作られた学術部です。
　学術部は、学術研究や新薬開発を担当する、後の研究所のような部署です。

　保寧製薬はより大きな世界へと目を向けました。
　先進国の製薬会社を訪問して、私は技術提携先の多角化を決意しました。
　学術部が発足した翌年の 1971 年 9 月に保寧製薬は米国のブリストル・マイヤーズ（Bristol Myers）社と技術提携を結びました。ブリストルは百年近い歴史を持つ伝統ある製薬会社で、私たちは初めて日本以外の先進的な製薬会社の技術を導入することになったのです。

　その翌月には、スイスの肝臓薬メーカーであるメディアル（Medial）社とも技術提携を結びました。
　メディアルも世界的に有名な治療薬生産会社であり、特に国際特許を取得した肝臓薬「ヘパリゲン」は、ヨーロッパはもちろんアメリカでもその薬効が広く知られていました。

　続く 1972 年 3 月には、フランスの Biotherax 社と技術提携の協約を締結しました。


176　第四章　共にあるく

これらの技術提携した会社は、私が初のヨーロッパ出張で訪問した製薬会社です。
　彼らが作った薬がどれほど多くの患者様の苦痛を和らげることができるのか、その時に私は自分の目で確認しました。
　そして「薬局」で道を切り開き、「製薬」で新しい大きな道に出た今、より多くの人々と共に歩む道を作っていかなければならない、と実感しました。
　薬を作り、人々の病を癒し、生命を救う道です。
　それは私が理想とする製薬会社が皆さんと歩みを共にし、美しい道を作ることにほかなりません。

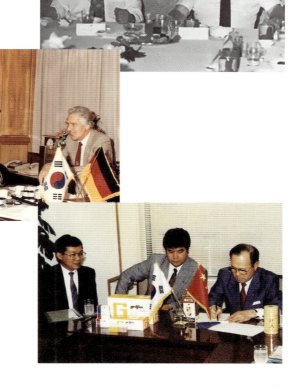

# 社員に勤勉さを求めるなら、
# まず会社が公正であるべき

第五十六話

— 公平無私な人事

　数年前から若者の働き口が日に日に減り、就職は「至難の業」とすらいわれるようになりました。

　「恋愛、結婚、出産の三つを放棄した世代」つまり「三放世代」という言葉を聞いて、私は愕然としました。
　そして企業を経営している者として恥ずかしく、申し訳なく思いました。
　これまで不況だったせいもありますが、最近では「新型コロナウイルス」が流行し、若者の働き口がさらに減っているので、本当に心配です。

　このような状況にもかかわらず、私たちの社会にはまだ恥ずべき風潮が残っているようです。学縁（同じ出身校）、血縁、地縁（同じ地域出身）など縁故による分け隔てが依然としてまかり通っていて、公平な競争が一層難しくなっています。
　そのうえ親のコネに頼ることが常態化し、若者たちの「金のスプーン、土のスプーン」の嘆きも絶えません。
　今こそ、私たち皆で社会を見つめ直す必要があるのではないかと思います。若者の希望を奪うことは青春を奪うことであり、未来を奪う略奪行為です。

178　第四章　共にあるく

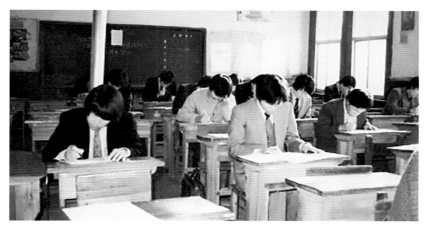
1969年2月に行われた保寧製薬の新入社員一般選抜試験

　保寧製薬は少し規模が大きくなり、社員の数も徐々に増えました。
　そして同時に増えてきたのが、知人からの就職の世話のお願いです。
　私はそのような話を聞いても、即座に忘れるようにしていました。
　親しい人であれ、そうでない人であれ、一般社員であれ、役員であれ、相手がどんな人物であっても徹底して守った自分のルールです。

　仕事ができる人を採用すれば、会社は成長します。
　コネで人を採用したとたん、会社の秩序は崩壊します。
　社員が「一生懸命勉強して会社に入ったけれど、どうせコネで入社した人が出世するのだろう」と思ってしまうような会社に未来はありません。
　公平ではない会社が、どうして社員に勤勉さを求められるでしょうか。
　仮に社員が不正や反則を犯したとしても、そんな会社の代表には責める資格すらありません。

　1969年2月、保寧製薬は創業以来、初めて一般選抜試験で新入社員を公募しました。
　ほとんどの製薬会社が業界経験者をスカウトして中途採用する方法をとっていた当時の慣習からすると、実に画期的な試みでした。

保寧製薬は目先のことよりも将来を考えました。

　保寧の未来をリードする、最も大切な資産が人材だったからです。そこで、公平な会社であることを広く知ってもらうために、人材を公募したのです。

　最初の一般選抜試験によって保寧製薬に入社した新人社員は、研修教育を経て各部署に配属されました。

　彼らは従来の慣習を破って新しい選抜方法で入社したことに誇りを持っていましたし、特別な帰属意識を持ってとてもよく働いてくれました。

　保寧製薬が業界で今の地位を得ることができた最大の理由は、そうした人材がいたからです。

　公平な採用方式を率先して導入したあの時に、保寧製薬のもう一つの未来が開かれたのだと思います。

　誰かに強制されたり、しがらみで仕方なく採用したような人は、入社後もまともに働こうとしません。

　そうすれば会社が損をするだけではなく、本人も後々とても苦労することになります。

　未来のある若者に、そのような重荷や不幸を背負わせてはいけません。

第五十七話

# いわゆる「工場」ではなく、若さと情熱があふれる「キャンパス」に

　2020年1月、保寧製薬のGMP礼山（イェサン）工場が医薬品の生産を開始しました。私たちは、その工場のことを「工場」ではなく「キャンパス」と呼んでいます。
　つまり「礼山キャンパス」です。
　そこは工場であると同時に、大学のキャンパスでもあります。未来を担う人材を育成する大学のように、百年後の保寧を担う人材が、その夢を育む場所が礼山キャンパスなのです。
　固形製剤の年間生産能力が8億7,000万錠に達するそのキャンパスを見ていると、聖水洞の工場のことを思い出します。
　そして、その次の安養工場のことも、です。

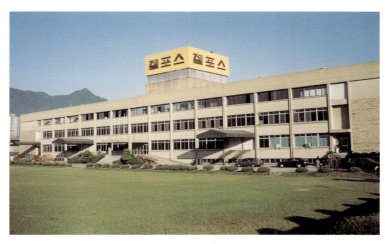

旧安養工場

1967年の竣工時、聖水洞の工場はとても大きく感じました。しかし、わずか10年も経たないうちに生産品目数と出荷量が急増し、需要がキャパシティを上回って対応しきれなくなりました。
　既存の設備だけでは受注した量に対応するのが難しくなりました。
　欧米先進国との技術提携や新製品の発売が続いたため、私は新工場の建設を決意しました。新工場を造って、早くそこで新薬の開発に取り組みたかったこともその理由です。

　保寧製薬は当初、聖水洞工場の近くに新工場を建設する案を推進しました。
　しかし、十分な敷地の確保が難しいことがわかり、結局その計画は白紙になりました。私は、ソウル・京畿地域をくまなく調査し、京畿道始興（シフン）郡で妥当と思われる土地を見つけました。

　そこは安養と隣接している始興郡南（ナム）面衿井（クムジョン）里16番地の一帯です。かつての聖水洞の工場地と同様に、当時は所々に田や畑がある野原でした。

　しかし、広大な敷地であることから区画ごとに所有者が異なり、彼らの立場もそれぞれ違っていました。

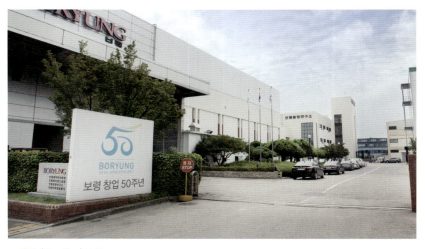

安山(アンサン)工場

相場より高い値段でも売却してくれる意向があればまだいいのですが、ほとんどの所有者は売るつもりなどまったくありませんでした。
　彼らは行政の地域開発が本格化すれば、もっと大きな利益を得られるだろうと目論んでいたようです。
　結局、私たちは所有者一人一人に会い、度重なる説得の末、1年後にすべての土地を購入することに成功しました。

　新工場の敷地は1万坪で、聖水洞工場の20倍に相当しました。そのため、敷地の購入費と同様、初期設備投資の費用も大きくなります。社内では当時計画していた生産品目に合わせて、まず必要な施設から段階的に建設していこう、という意見がほとんどでした。
　しかし、私は2,400坪に及ぶ大規模な工場を一気に建設することを決意しました。その規模は、当時の保寧製薬が必要としている生産能力を大きく上回るものです。
　業界でも、このように大規模な単一の建物を工場として保有している会社は、ほとんどありませんでした。
　それでも、私は目先のことより未来に備えて十分な生産能力を確保しておくべきだ、という判断をしました。
　私には事業をそれに見合う規模に拡大する自信があったのです。

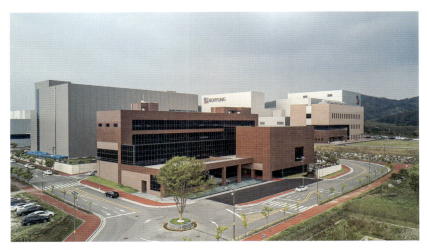

礼山キャンパス

1974年10月10日、安養工場が竣工しました。
　当時、韓国の製薬業界の単一工場としては最大規模でした。特に「工場運営の科学化を実現させた製薬工場」として大きく注目を集めました。

　私は安養工場を設計する際、広い運動場と各種の福祉施設を最優先に考慮しました。
　小さな卓球場しかない聖水洞の工場で働いていた社員たちには、とても申し訳なく思っていたからです。
　工場が完成した後、休憩時間に運動場を思いっきり走り回ってサッカーをする社員たちを見ると、本当に良かったと思います。その時、私たちの工場はすでに「工場」というよりも、むしろ若さと情熱に満ちた「キャンパス」のようだったのです。

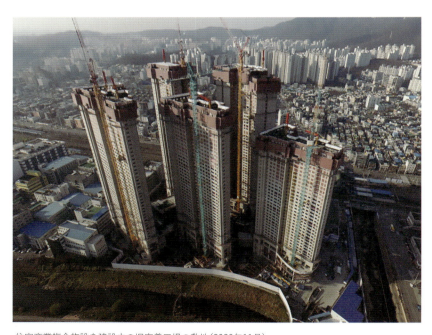

住宅商業複合施設を建設中の旧安養工場の敷地(2020年11月)

第五十八話

# 好奇心は経営者の資質であり、
# 絶え間ない関心は情熱です

―「ゲルフォス」

　私が初めて海外の製薬企業を歴訪した際、事前に交流のあった会社がフランスの Biotherax 社でした。

　最高経営者や役員の皆さんとのつながりも大切でしたが、その会社には特に私の心をつかんだ薬品がありました。

　「フォスファルゲル」という名前の薬品で、私はそこに無限の可能性を感じたのです。

　Biotherax 社との提携を決めた直接的な動機も、フォスファルゲルです。

　1972 年 3 月に技術提携の協約を締結した当時、フォスファルゲルは全世界で 10 億包以上が販売されていました。

　韓国の制酸剤市場には、1970 年に生産された日東（イルドン）製薬の「アムフォジェルエム」がありました。

　水酸化アルミニウムを原薬としたこの製品は「青い瓶の白い胃腸薬」として有名になりました。

　この市場に新たに挑戦状を叩きつけたのがフォスファルゲルの技術を導入した「ゲルフォス」です。水酸化アルミニウムではなく、リン酸アルミニウムを原薬とした違うタイプの製品でした。

185

安養工場の竣工から約8か月後の1975年6月、保寧製薬は胃腸病治療薬「ゲルフォス」を生産しました。

　韓国人は味が濃く辛い食事をすることが習慣になっていて、私たちにとって胃腸疾患は共通の悩みでした。

　光復の後、高血圧、心臓病と並んで胃腸病が三大疾患といわれていたのです。

　ゲルフォスのおかげで、私たちは競争の激しい分野で韓独（ハンドク）製薬の「フェスタル」、東亜（トンア）製薬の「ベスタゼ」、そして日東製薬の「アムフォジェル」といった薬品と肩を並べることができました。私はそのことにとても感謝しています。

　ゲルフォスの製品化を可能にしたのは、私が常に新しい薬品と出会うチャンスを伺っていたからにほかなりません。もしフランスでフォスファルゲルを知ってそのまま見過ごしていたら、おそらく保寧は今とは違う姿になっていたでしょう。

　好奇心は経営者の資質の一つであり、絶え間ない関心は情熱です。

第五十九話

# 「胃腸病、捕まえた！」
# ゲルフォスの成功神話

　2000年代の末、ゲルフォスが中国の制酸剤市場で一位となりました。

　そして今も、数十億の人々がつらい胃の痛みをゲルフォスで和らげています。

　これまでに売れたゲルフォスをつなげると、地球から月まで何回も往復できる計算になるという話を聞きました。

　本当に想像を絶するような数量です。

　ゲルフォスは剤形自体に特徴のあるゲル化剤で、一回分の服用量の20グラムずつ包装されているので、携帯に便利です。したがって会社でも旅行先でも、場所を選ばずに手軽に服用できます。

　韓国初の単回用液体胃腸薬として「ポケットに入る胃腸薬」というニックネームがついたのも、そうした利便性があったからです。

　しかし、ゲルフォスの最大の特長は、なんといってもその優れた薬効でした。

　その薬効を伝えるために、社員たちは最善を尽くしました。営業社員たちは達成すべき販売目標を設定し、販促のブリーフィ　　ングでは「定時定量の服用と携帯に便利であること」「長期間使っても副作用がなく安心して服用できる安全性」「優れた胃壁保護機能と緩衝作用」などの情報を共有しました。

187

1日でお蔵入りとなったゲルフォスの広告

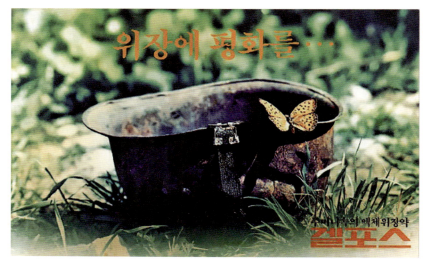

　こうした社内教育を経て、営業社員たちは全国各地で積極的な販促活動を行いました。

　私たちはタバコの箱型の「ゲルフォスケース」を作り、タバコを3本ずつ入れて配布しました。
　お客様は相手にタバコを勧めるたびにゲルフォスの箱を差し出すようになり、その後はごく自然にゲルフォスの話題で盛り上がるようになりました。

　その頃は医薬品の販促活動における制約も少なく、タバコに対する抵抗感も少なかった時代だったからできたことですが、今思うと少し変な戦略でした。

　錆びたヘルメットの上に一匹の蝶が乗っている写真に「胃に平和を」というコピーを入れた広告も大好評でした。
　しかし、兵士のかぶるヘルメットそのものに敏感だった反共主義の時代だったことから、その広告が出た後、担当者は何度も当局に呼び出されました。

当時、絶大な人気を誇っていた MBC テレビの『捜査班長』というドラマで主役を務めた俳優たちをテレビ CM で起用しました。
　「胃腸病、捕まえた！」という言葉は、当時の流行語になりました。

　ゲルフォスが代表的な胃腸薬として定着したことで、世間では「道を歩くと、必ず落ちているのはゲルフォスの包み」という言葉が広まりました。
　ゲルフォスの効能を体験した人の間では「ゲルフォスの中に痛み止めの成分が入っているのでは？」という噂も飛び交いました。

　安養工場の生産ラインは、徹夜でフル稼働しても需要を満たせないほどでした。
　それが「ゲルフォス神話」です。

第六十話

# 「好事」に「魔は多く」
# ありません

　「好事魔多し」という言葉があります。
　「良いことに災難は付きものである」という意味で、良いことには妨害が多いとか、良いことが実現するためには多くの試練を経験しなければならない、ということを意味する言葉です。
　保寧薬局時代や保寧製薬を創業して間もない頃は確かにそういえましたが、1970年代の半ばはむしろ私たちにとって良いことがたくさん続きました。
　その頃はまさに「好事」の時代といえます。

　韓国の製薬業界で単一工場としては最大規模の安養工場を竣工した保寧製薬は、先進的な製薬会社と技術提携して優れた医薬品を安定的に生産しました。そして「ゲルフォス神話」が市場を席巻したのです。

　しかし、後に「好事魔多し」という言葉を実感する出来事がありました。

　1977年7月の初めに韓国全土が台風の暴風域に入り始め、特に7月7日には安養をはじめとする京畿南部地域は集中豪雨に見舞われました。
　その日の午後から降り始めた雨の量は、8時間で420ミリに達しました。30年ぶりの大雨です。その夕方頃、安養市と始興郡のほとんどの地域が浸水被害に遭いました。
　安養工場の裏の村で土砂崩れが発生し、その土砂が村の側を流れる虎渓（ホゲ）川に入り込み、川はあっという間に氾濫しました。
　そして、そのわずか数十分後に泥水が工場に押し寄せたのです。

190　第四章　共にあるく

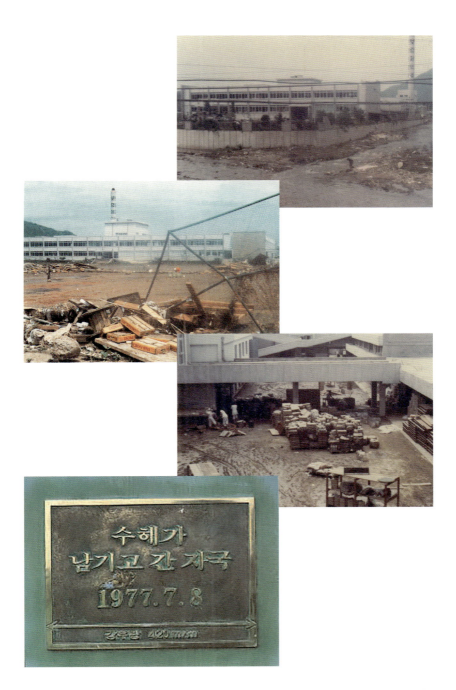

その時、すでに社員は全員退勤しており、安養工場には当直勤務者だけが残っていました。しかし、あまりにも短時間に起きた災害だったので、浸水対策をする余裕すらありません。

　工場の地下には泥水が押し寄せ、設置していた各種の生産設備は完全に水没してしまいました。機械や備品もすべて浸水し、積んであった原薬や製品は泥水の上に浮いていました。

　翌日の早朝、工場に駆けつけた私と社員たちは呆然とするばかりです。

　高価な施設や貴重な製品の代わりに、泥だらけになった鉄屑やゴミだけが残っていたのです。

　すべての設備が完全に浸水し、泥だらけになった悲惨な状態で、地下倉庫に積載しておいた薬品や原薬、副資材もすべて流失したり、まったく使えなくなっていました。

　隣接するほかの工場でも浸水被害を受けていましたが、その中でも保寧製薬の被害は最も深刻でした。

　それでも保寧ファミリーは落ち込んだりしません。私たちは、皆で力を合わせました。

　そして、お互いを励まし合いながら、昼夜問わず復旧に取り組みました。

　水害の知らせを聞くやいなや、地方の営業所の社員も一斉に安養工場に駆けつけ、積極的に協力してくれました。

　作業服を着て、長靴を履き、彼らと一緒に作業した私は、そこに希望の光を見ました。希望はそれをほかの人と共有することで大きく育っていくのです。

　安養工場は、予想よりも早く本来の姿を取り戻し始めました。当初、被害の状況を調べに来た行政の調査員は、完全復旧には1年以上かかるだろうと言っていました。しかし、私たちはわずか3か月で施設を再稼働する環境を取り戻したのです。

　それは本当に奇跡のような出来事でした。

　「好事魔多し」という言葉がありますが、私は「好事」も「魔」も、すべては自分次第だと思っています。一生懸命努力すれば、良いことは連続して起こります。

　そして、たとえ悪いことが起きても、頑張って克服すれば、さらに別の良いことにつながります。

　「好事」に「魔は多く」ないのです。

192　第四章　共にあるく

第六十一話

# 皆で克服し、<br>乗り越えることにこそ<br>本当の意味があります

— 永遠の青年、保寧

　安養工場の水害の直後、誰もが「保寧製薬はもうダメだ」と思いました。

　しかし1977年の末、水害のあったその年に保寧製薬は前年比122.2%に達する高成長を実現しました。

　水害による莫大な損失に加え、4か月以上も工場がまともに稼働できなかったことを考えると、驚くべき実績です。保寧製薬は潰れなかったどころか、被災した工場を復旧した後に奇跡的な業績をたたき出したのです。

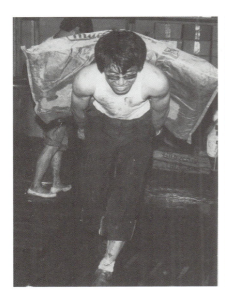
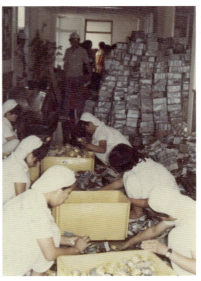

私は、その奇跡を可能にしたすべての保寧ファミリーに今でも感謝しています。しかし、もっと感謝している方々がいます。それは国民の皆さんです。

　政府からは無担保で4億ウォンという巨額の緊急融資を支援してもらいました。財務部は、製品と原薬の被害額を全額損失として認めてくれました。
　競合関係にあるほかの製薬会社の関係者の皆さんも、直接現場まで足を運んで復旧を支援し、義援金を集めてくれました。
　当時、多くの製薬会社の皆さんから送られてきた励ましの手紙は、私の目頭を熱くさせました。
　また、卸売業者は前払いで薬品を買い取ってくれました。
　小売薬局は一斉に在庫を整理し、全国の主要取引先も支援に乗り出してくれました。
　もちろん、支援の手を差し伸べてくれたのは政府や製薬業界だけではありません。

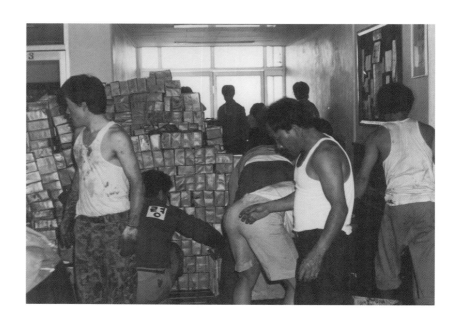

被害のニュースが伝わると、全国の皆さんが義援金を集めて役所やマスコミ、銀行などを通して送ってくれたのです。

　そうした支援や激励を受けることで、すべての保寧ファミリーの心の傷は見る間に癒されていきました。
　1977年の水害では安養市と始興郡だけで約8万人が被災しました。私はその時から現在に至るまで、同じような自然災害に遭って被害を受けた皆さんを援助しようと努めています。

　特に今年の夏は雨が多く降ったので、当時のことを思い出しました。
　そして被災した皆さんが早く日常を取り戻せるよう、私は社員たちと一緒に祈りました。
　43年前の保寧がそうであったように、皆が協力すれば今のコロナ禍も必ず克服することができます。
　それぞれの個人が無事であることはもちろんですが、皆で克服し、乗り越えることにこそ本当の意味があります。

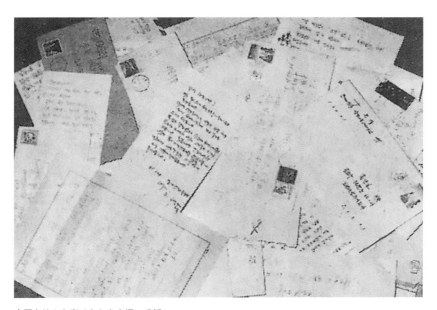

全国各地から寄せられた支援の手紙

1977年、保寧製薬は人々を二度驚かせました。その年の夏、安養工場の水害の被害規模を聞いた時、人々は仰天して「保寧はもうおしまいだ」と思いました。
　ところが、水害から2か月も経たない1977年9月のことです。
　保寧製薬は、ソウルの昌慶宮の前の苑南洞に本社を移転しました。

　立派な本社を見た人々は再び驚くと同時に、今度は「さすが保寧は盤石だ」と思ったのです。蓮池洞の工場があった場所の側にトングァン薬品があり、そこを買収して取得した社屋は敷地が393坪、建坪が505坪でした。

　初めて保寧薬局を開店した時、薬局の規模はわずか3.5坪、製薬業に進出後に設けた蓮池洞の事務所兼工場は50坪でした。
　土地も建坪も当時の100倍以上ですから、本当に感慨深いものがあります。誰もが驚くような規模に成長したのです。

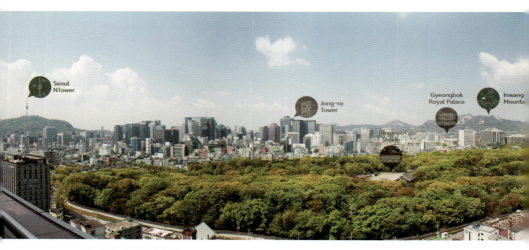

保寧ビルから見た全景

水害ですぐ潰れると思われていたような会社が、水害からわずか1～2か月で立派なビルに移転したのですから、信じられないのも無理はありません。

　私は新社屋に別館を造り、社員のための休憩室や食堂などの施設を充実させました。
　全員が一丸となり、全身泥まみれになりながら安養工場を救ったことに報いたい、と思ったのです。
　新しい本社には、危機を乗り越え、心機一転して新たなスタートを切る、という皆の決意が込められています。
　保寧製薬創立14周年を迎えた1977年10月1日、私たちは社屋移転記念式を行いました。その場で私は、急な災害にも屈しなかった社員たちに心からお礼を言いました。

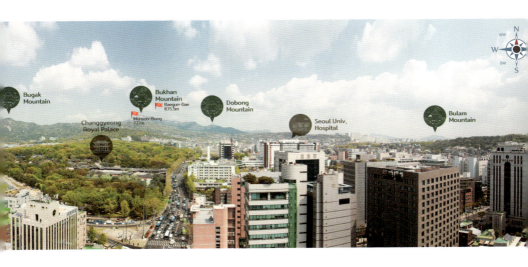

そして「試練を克服したその力と情熱で、再び生まれ変わりましょう」と訴えました。
　その時、私が言及した保寧の新しい姿が「青年保寧」です。

　「青年」は年齢が若い人のことを指す言葉ではありません。心が元気な人のことを指します。試練に直面してもへこたれない強さ、新たに挑戦する情熱がある人が「心が元気な人」です。

　苑南洞時代が幕を開けた時、私たちは皆、青年でした。
　試練を克服し、新たな挑戦に立ち向かう気持ちがあるからこそ、皆が青年でいられる。すべての保寧ファミリーは共に青春の時を過ごしているのです。

　1994年2月に苑南洞時代が始まりました。そして現在、その敷地の中に新しい保寧ビルが建てられました。それは当時、苑南洞の周辺で最も高い建物でした。

　私は今、昌慶宮が一望できる保寧ビルにおいて、この九十の話を語っています。

第六十二話

# 始まりは小さくて微弱でも、終わりには果てしなく大きくなります

　保寧製薬の降圧剤「カナブ」は、2020年に売上が1,000億ウォンに達し、急成長しました。

　2011年に発売した15番目の国産新薬であるカナブは、配合剤のラインナップが6種類に増え、ロシア、東南アジア、中南米などに広く輸出されています。今でこそ全体の売上に占める輸出の割合は大きくなりましたが、当初は微々たるものでした。

　保寧製薬は1977年1月1日に韓国人参製品精製社を吸収合併しました。生薬専門メーカーとして成長した経験を活かし、高麗人参加工製品に挑戦してみよう、というのが私の考えでした。

　これまで生薬の生産に特化していた保寧製薬は、その設備と技術力により高麗人参の品質を飛躍的に向上させました。

　特に低温で抽出・濃縮した高麗人参の原液を使用することで、良質な高麗人参製品の生産に成功したのです。

　そして、私たちは「輸出」という未知の領域に踏み出しました。

　私たちが最初に輸出した製品は高麗人参茶でした。

　保寧製薬は1977年6月に6,240ドルの高麗人参茶を1,200箱、西ドイツに輸出しました。初めて船積みされる製品を見た私は、とても興奮していました。そして私たちの医薬品がもっと広い世界に進出する日のことを夢見ました。

199

医薬品ではなかったものの、高麗人参製品を輸出したことで保寧製薬は本格的な世界市場進出のための貴重な経験を得ました。そして1979年、メキシコへ抗生物質を輸出したことで、カナブ神話が幕を開けるのです。

　1980年5月6日、台湾へと向かう輸出用コンテナに、ボトル包装と携帯用包装を合わせて4万個のゲルフォスが船積みされました。
　保寧製薬がついに、治療医薬品の輸出を開始したのです。

　私は、1984年1月18日に保健社会部から輸出有功者表彰を受賞し、同年11月30日の「輸出の日」に「輸出100万ドル塔（韓国貿易協会が年間累積輸出額の多い法人に授与する賞）」を受賞しました。

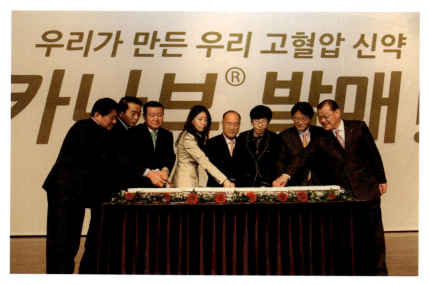

2011年、韓国初の高血圧の新薬「カナブ」発売式

すべてのことには「初めて」があります。それを単発の出来事とみなせば、終わりで得られた成果も微々たるものかもしれません。

　しかし「初めて」が何か大きな夢の出発点と考えれば、その終わりは果てしなく大きなものとなるでしょう。私の二冊目の著書のタイトルを『終わりかたは気にするな』としたのもそのためです。

　旧約聖書にはこんな言葉があります。

　「あなたの始まりは小さくても、あなたの終わりは、きわめて大きなものとなる」

　今では世界を股にかける保寧も、始まりは小さくて微々たるものでした。しかし、着実に成長を遂げ、これからも大きく発展していくことでしょう。

　保寧には「初めて」に大きな可能性を見出す人々がいて、その見果てぬ夢を共有しているからです。

<br>

第
六
十
三
話

# 地球の反対側、中南米へ行った
# 1980 年と 2020 年の社員たち

## ── 初の化学合成品の輸出と今日の「カナブ」

1977 年から始まった第 4 次経済開発 5 か年計画の期間中、政府は韓国の各製薬会社の原薬の開発を積極的に支援しました。

保寧製薬は、それ以前の 1970 年代半ばから化学合成品と抗生剤の開発研究に力を注いでいました。先進技術を持つ有力な外国企業と技術提携を結び、持続的に医薬品を生産していた経験は、この研究に大いに役立ちました。

そして、私たちは原薬の合成という新たな目標に近づきました。

当時の医薬界では、合成は未知の領域の一つでした。

それまで保寧製薬は、原薬を作っている会社から買ってきて充填する、製薬の最も初歩的な段階にいました。これからはその原薬を自社で生産するのです。

その始まりは「アンピシリン」でした。

保寧製薬は 1978 年 2 月 28 日にアンピシリンの合成に成功し、その翌日の 3 月 1 日に製造工場を竣工しました。

初期の技術は不完全だったことから、アンピシリン工場完成直後の 1 日の生産量はわずか 18 キロに過ぎず、それも深夜 3 時頃まで作業しなければできない有り様でした。

しかし、社員たちは生産性の向上を目指し、誰からともなく毎日残業を志願しました。

202　第四章　共にあるく

その結果、安養工場のアンピシリンの生産量は急増しました。保寧製薬は治療医薬品メーカーとしての十分な技術力を得たのです。
　そして1979年8月、保寧製薬はメキシコの製薬会社、フェルシンサに抗生物質の合成技術を輸出しました。

　韓国の製薬会社としては初めてとなる、いわゆる合成技術の「逆輸出」でした。
　それまで、最終製品を輸入する代わりに外国の技術を導入し、独自の技術に発展させてきた私たちの努力と執念が実を結んだ瞬間でした。

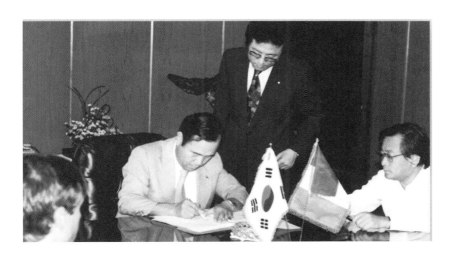

1980年3月、保寧の社員と技術スタッフはメキシコへと向かいました。
　海外旅行がまだ一般的ではなかった当時、未知の世界ともいえる地球の反対側、メキシコへの輸出の道を切り開くための出張です。彼らの興奮した表情は、今でも忘れられません。
　そして、当時の彼らを思い出すと、現在、メキシコで大きな反響を呼んでいるカナブのために連日、現地と往復している社員たちの姿と重なります。

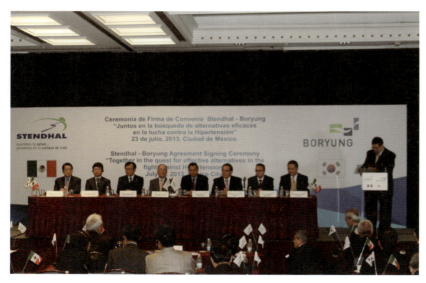

2013年、メキシコで行われたカナブのプレリリースとカナブプラスの契約式

第六十四話

# 過去があるから
# 未来があります

　マスコミはカナブのことを「保寧製薬の未来」と評しています。しかし、未来はただ単に訪れるものではありません。

　過去があるからこそ未来があります。つまり、会社が誠実で公正な過去を築いてこそ、明るい未来を望むことができるのです。

　1978 年、保寧製薬は世界的に効果が証明された降圧剤「カプトプリル」を研究テーマとして選定しました。

　従来の降圧剤は、ある程度の効能は認められていたものの、激しい副作用と薬剤耐性の問題でその使用が制限されていました。そのため保寧製薬は、新しい次元の降圧剤が必要だと判断し、カプトプリルを研究開発品に選んだのです。

　1984 年 12 月、保寧製薬はカプトプリルに関する三つの新しい製造工程の開発に成功しました。

　そして、韓国を手始めにアメリカや日本などの先進国でも特許を出願し、18 件の特許権を取得しました。

　しかし、特許権の保有は、新薬の開発と同じように難しいことでした。特に、1987 年 7 月から物質特許制度が韓国でも本格的に施行され、部分的に外国の技術を導入して医薬品を生産してきたほとんどの韓国の製薬企業は、大きな打撃を受けました。

　1986 年 11 月に米国の製薬会社スクイブが韓国特許庁に異議を申し立てました。保寧製薬の特許を認めないよう、政治的な圧力までかけてきたのです。

　これは明らかにスクイブの反則行為です。

205

スクイブは特許権侵害禁止仮処分申請を提出するなど、抗議行動を続けました。韓国はもちろん、世界各国で認められた特許であるという事実を無視した、まったく理解に苦しむ行為です。

　特許をめぐる保寧製薬とスクイブの紛争は、韓国とアメリカの間の通商問題にまで発展しました。スクイブは、韓国政府に対して報復措置を講じるよう米国大統領に求める請願書を米通商代表部に提出しました。
　つまり「米国政府が動くから、それ相応の報復をしてきてもいいよ」という話です。しかし、反則に対して反則で応酬することは、結局反則に屈したことになる、というのが私の考えです。私たちは自らの技術力が正当なものであることを主張し、正々堂々と反論しました。

　アメリカという強大な国の大手製薬会社と法的な攻防を繰り広げるのは、非常に大変なことでした。
　しかし、彼らの不当な要求に服従してしまえば、それは保寧だけのことでは済みません。韓国全体の製薬業はもちろん、すべての産業界の悪しき先例となってしまいます。

　結局、五回の弁論を経て、1988年6月に裁判所はスクイブの仮処分申請を却下し、保寧製薬に軍配を上げました。
　時間的・金銭的な損失は大きいものでしたが、特許紛争を通して保寧製薬が得たものは少なくありませんでした。
　その中で最も大きかったのは、我が国、我が国民の誇りを守った、という事実です。
　勝訴後、主要メディアは次のように大々的に取り上げました。

「韓国とアメリカ、降圧剤の特許戦争、韓国の勝利」

　カプトプリルは1988年2月に「カプリル」という製品名で発売されました。
　カナブという製品の未来を着実に切り開いた、私たちの歴史です。

206　第四章　共にあるく

第六十五話

# 鍾路五街から大韓民国の皆さん、
## そして世界中の人々を
## お客様として人類に貢献する

　保寧薬局を開店した当時、私はお客様のことを第一に考えました。
　お客様のために最善を尽くしたことで、製薬の道が開けました。そして保寧製薬を創業したことにより、私は「お客様」の定義を広げていきました。その結果、ついに「人類」という究極のお客様までたどり着いたのです。

　1982年3月1日、保寧製薬は創業理念と企業理念を刷新しました。

「人類の健康に貢献する企業」

「お客様の健康」を経て「人類の健康」を守るに至ったのです。
　それは医薬品の生産範囲が広がり、私たちの医薬品が本格的に海外に輸出され始めたことがきっかけです。
　私たちは鍾路五街の皆さんから大韓民国の国民へ、そして世界の人々へとお客様を広げる必要がありました。
　そして、私たちはその創業精神と企業理念を込め、次のような社是を制定しました。

　創意
　調和

207

元老詩人である未堂（ミダン）ソ・ジョンジュ（徐廷柱）先生が、保寧製薬が追求する経営理念を要約し、その精神的指針を三つにまとめてくださいました。


　　私たちは、この民族と人類の健康を守るため、
　　いつでも新しい春が万物を蘇生させるように、
　　暖かい日差しのような真心で尽くしていきます。

　　私たちは終わりではなく、常に新しい始まりであり、
　　昼も夜も休むことなく新しい発見を求め、
　　常に人々に貢献する先鋒となります。

　　私たちはこの国の公益の鑑であり、
　　いつも明るく透明な存在となって、
　　皆さんのために心と体を捧げます。


　この精神を通して、私は「人類の健康」という目標、「終わりではなく、常に新しい始まり」という精神、そして「民族」という価値を胸に刻みました。
　その後、1983年3月の「薬の賞」受賞、1985年の「誠実納税者大統領表彰」受賞、1986年12月の「フランス政府勲章銀章」受勲などにより、私はさらに大きな責任を感じたのです。

　その責任を果たすための方策の一つとして、1988年10月24日、保寧製薬は証券取引所に株式を上場し、会社を公開しました。
　社員そして国民と共に歩む企業として生まれ変わり、「人類の健康に貢献する企業」という目標を実現するためです。

　会社を公開したことにより、保寧は国民の企業になりました。そして、国民の皆さんからの助言と支持を受けることで、より優れた医薬品の開発に取り組むことができました。保寧は鍾路五街と大韓民国の国民の皆さん、そして世界の人々をお客様として社会に貢献しています。


208　第四章　共にあるく

未堂ソ・ジョンジュ詩人が書いた直筆の社是

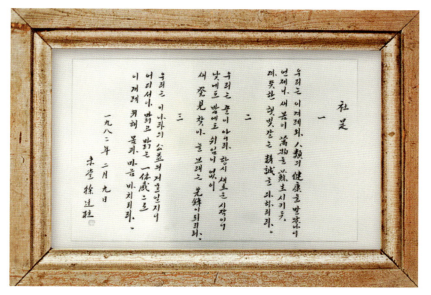

第五章
___

# 道をつなぐ

第六十六話

# 社員の誕生日のお祝いほど
# 重要なイベントはありません

## ― 40 年間続く朝食会

　韓国語の「食口（シック）」は本当に良い言葉です。

　この言葉を辞書で引くと「同じ家に住み、共に食事をする人」とあります。「同じ釜の飯を食べる」という例えと似ているかもしれません。

　しかし、食口という言葉には「一緒にご飯を食べる」だけでなく「喜びも悲しみも、どんな苦労も共にする」という意味もあります。

　1977 年の水害にもめげず、見事に克服してくれた保寧ファミリーをどうやって労おうか悩んでいた私は、1978 年に念願だった安養工場の女性社員寮の建設に着手しました。

　そして、水害から 1 年後に新設された寮には、120 名の女性社員が入居し、安心して生活してもらうことができました。

　また、国際規格の芝生のサッカー場に続き、新しくバレーボールコートとテニスコートも開設しました。

　実は、これらの施設よりも私がもっと大切だと思っている行事があります。

　それは、1979 年 1 月から開始した「誕生日の朝食会」です。その月に誕生日を迎える全社員を社員食堂に招待し、わかめスープを一緒に食べ、ささやかな記念品を贈る行事です。

　一緒に食事をすることで、喜びも悲しみも、どんな苦労も共有にする「家族」になる時間でした。

212　第五章　道をつなぐ

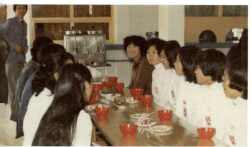
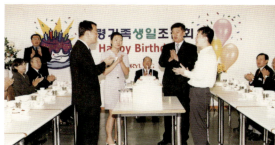
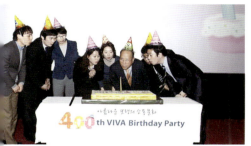
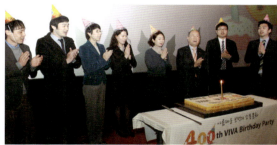

　1980年代に入ると、誕生日の朝食会は私だけでなく、全役員が参加する会へと拡大しました。
　私を含む役員たちは、朝食をとりながら社員たちと会社経営についての話をします。社員から優れた提案が出れば、その場で採用することもあります。

　まさに保寧を代表する「交」として発展したのです。

　その後「誕生日の朝食会だけではコミュニケーションの時間が短すぎる」という意見が多く寄せられました。そのため、2005年からは映画や音楽鑑賞などの文化行事も加わりました。

　誕生日の朝食会は「保寧ファミリーの誕生日パーティー」と名を変え、2012年4月に400回を迎えました。
　今では500回を超え、「Happy Birthday Party」という名前で続けています。

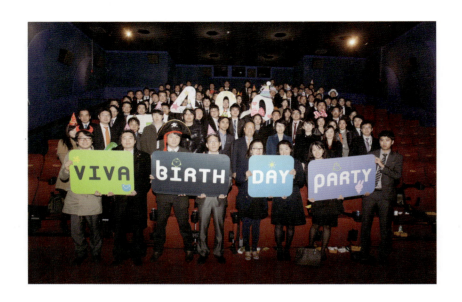

　グループの役員が全員参加し、一緒にビールを飲みながら映画を見て、役職に関係なく一人の「保寧ファミリー」として歓談する、まさに社内の風通しを良くするための場となっています。
　私は40年以上続くこの行事だけは、毎回欠かさず出席しようと努めました。出張の日程まで調整して、一回も欠席することなく参加するのは、社員が食口、家族だからにほかなりません。

　家族が生まれた日をお祝いすることほど重要なイベントはないのです。

第六十七話

# 人類ががんの苦しみから
# 解放される日が、
# 真の「第一位」になる日です

## ——「韓国抗がん剤市場第一位」の意義


　私は人類の健康のために貢献するという使命感から、ある分野の治療薬に関心を持つようになりました。

　それは、抗がん剤です。

　がんは人類共通の悩みであり、今なお多くの生命を奪っている難病です。
　そのため、抗がん剤の開発が「人類の健康」を考える保寧の最優先課題になるのは必然的なことでした。

　1980年代に入り、私たちは5種類の抗がん剤を開発・生産し、多くの医療機関に供給しました。
　これまで「感染症治療の特効薬」といえる抗生物質の開発と生産に多くの経験とノウハウを蓄積し、そのための設備も整っていたからこそ可能なことでした。
　さらに、世界的に高い技術レベルが認められている米国のブリストル社と提携関係を結んでいる、という点でも優位な状況にありました。

215

保寧製薬は、2016 年からアフリカ地域で大規模に抗がん剤を供給しました。そして、2020 年には研究開発中の画期的な抗がん剤の前臨床試験の結果を一部公開しました。

保寧が独自に開発しているこの抗がん剤は、標的抗がん剤兼免疫抗がん剤として、世界中の関心と注目を集めています。

礼山工場を建設する時、私たちが中心に据えたのは抗がん剤ラインでした。それは世界的にがん発生率が増加し続けている中、人類の健康に貢献したいという保寧製薬の一途な思いの表れでもあります。

現在、保寧製薬は韓国の抗がん剤市場で第一位の企業です。しかし、もし究極的な意味で「第一位」があるとしたら、それは人類のがんの苦痛からの解放に成功することでしょう。

## がん患者とその家族の
## 切実な思いを胸に刻んで

― 保寧がん学術賞

第六十八話

2002 年、韓国の腫瘍学分野の学術活動を推進するため、保寧製薬と韓国がん研究財団は共同で保寧がん学術賞を制定しました。そこでは韓国の腫瘍学の発展に高い功績を挙げた人を選定し、毎年表彰しています。

がんに関する優れた研究活動を行った医療人や学者にがん学術賞を授与するのは、患者の皆さんに希望のメッセージを伝えたかったからです。

まだ完全に解明できていないがんを大勢の人々が患い、今この瞬間も苦しんでいます。

その多くが、適切な治療を受けられないまま命を落としています。もし自分自身や身内ががん患者だったら、私たちは必死になってがん医療に関する最新動向に注目することでしょう。

研究に従事する学者の皆さんが、より良い薬や治療法を見つけてくれることを祈らずにはいられないでしょう。

私は、そういった皆さんの声に少しでも応えたいと思いました。

2002 年 3 月の第 1 回保寧がん学術賞に選ばれたソウル大学校医学部のキム・ウホ教授から、2020 年の第 19 回受賞者のソウル大学校医学部のイム・ソガ教授まで、私はこれまでがん治療に貢献された皆さんを訪問し、感謝の意を伝えました。

217

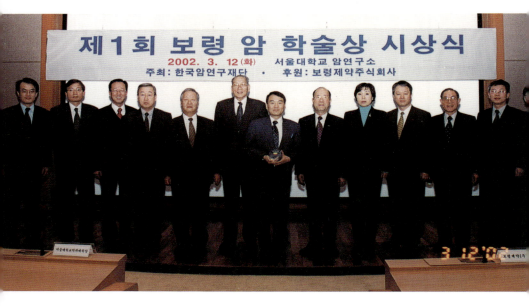

　私も製薬人の一人として抗がん剤を作り、また新薬開発のための努力もしています。
　その一方で「がんを完治することができない」という自責の念に苛まれることもたびたびあります。
　そのため、がんに関する研究活動をしている皆さんに激励と支援を送ることが、がん患者とその家族の皆さんにとってせめてもの希望となり、慰めになるのではないか、と考えているのです。

第
六
十
九
話

# コロナ禍における
# 医療従事者たちの奮闘と
# 「ナイチンゲール誓詞」

今、新型コロナウイルスにより多くの国民が苦しんでいます。それでも私たちは希望を失いません。

前向きな努力を続けていれば、私たちは必ずこの試練を克服できるはずです。

その希望をつなぐために日々奮闘しているのが、防疫当局の関係者の皆さん、そして、何よりもコロナ禍の最前線で働いている医療従事者の皆さんです。

1日20時間近く患者様の世話をし、わずかな時間をみつけて仮眠をとる。医療従事者の皆さんには、本当に頭の下がる思いです。そんな皆さんに少しでも役に立てるよう、私も様々な形で努力していますが、根本的な治療薬を開発できないことについては本当に申し訳ない気持ちです。

看護師の皆さんは重い防護服に加え、二重三重の厚いマスクを付けています。いつもマスクをつけっぱなしにしているので、顔のあちこちに傷ができた姿が痛ましい一方、そこに看護師たちの誇りを垣間見ることができます。

笑顔を絶やさずに患者様を世話する姿に、私は真のナイチンゲール魂を感じます。

1854年にナイチンゲールは38人の看護師を率いて戦場に到着し、昼夜なく懸命に看病して、負傷した兵士たちの手当てをしました。

ナイチンゲールたちが現場に来る前は、負傷者の半分が命を落としていました。しかし、彼女らが看護することで、亡くなる兵士は100人のうち2人に減ったそうです。

　保寧製薬は1977年5月に月刊総合誌『看護』を創刊しました。当時、初の看護の専門総合雑誌を作って、医療の現場で汗を流す看護師たちの姿を紹介したいと考えたのです。

　同時に、看護師たちにも必要な教養記事や学術情報を提供していきました。そして最終的には、私たちに献身してくださる医療関係者の皆さんの存在意義を世間に知ってもらいたいと思ったのです。

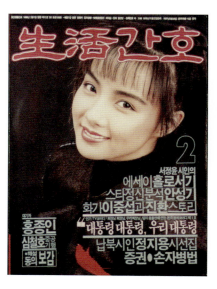
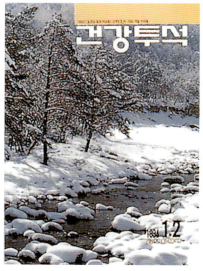

それから40年以上経った今、コロナと戦っている看護師の皆さんを見て、私は改めて敬意を感じずにいられません。そして彼女らの尽力により、この苦境は必ず終わると信じています。

看護師を輩出する場では皆がロウソクを持ち、次のような「ナイチンゲール誓詞」を斉唱するそうです。

われは此処（ここ）に集いたる人々の前に厳（おごそ）かに神に誓わん。
わが生涯を清く過ごし、わが任務（つとめ）を忠実に尽くさんことを。
われは総（すべ）て毒あるもの、害あるものを絶（た）ち、悪しき薬を用いることなく又知りつつこれをすすめざるべし。われはわが力の限りわが任務（つとめ）の標準（しるし）を高くせんことを努（つと）むべし。
わが任務（つとめ）にあたりて、取り扱えたる人々の私事（しじ）のすべて、わが知り得たる一家の内事（ないじ）のすべて、われは人に洩（も）らさざるべし。
われは心より医師を助け、わが手に託されたる人々の幸のために身を捧（ささ）げん。

彼女らの美しい声は、これからも世界中を明るく照らすことでしょう。

第七十話

# 今、改めて読む
# 「ヒポクラテスの誓い」

## ― 36回目の保寧医療奉仕賞

　私の生涯を人類への奉仕に捧げることを厳粛に誓う。私の良心と威厳で
医術を施す。

　私は人類、宗教、国籍、政党、政派、または社会的地位の如何を超越し、
ただ患者に対する私の義務を守る。
　たとえ脅されても、私の知識を人道に反して使うことはしない。

　有名な『ヒポクラテスの誓い』の一節です。
　新型コロナウイルスで皆が厳しい生活を送る中、ぶれることなくこの
誓いを守る医療従事者の皆さんには心から感謝します。

　私たちの周りには、数多くの医師がいます。
　その中にはヒポクラテスが語る医術の真の意味を理解し、医療人とし
ての職務を全うしている人が本当にたくさんいます。私は、彼らがもっ
と力を発揮し、これからもより多くの患者様の病気を治してほしいと願
っています。

　1985年、保寧製薬は大韓医師協会医協新聞と共同で「保寧医療奉仕賞」
を設立しました。

　これは韓国をはじめとする世界各地の医療が脆弱な地域で愛と仁術を
全うし、献身している医療人や医療団体の陰なる努力を称えるための賞
です。以来、私たちは毎年、社会の模範となる医師や医療団体を選定し、
表彰しています。

222　第五章　道をつなぐ

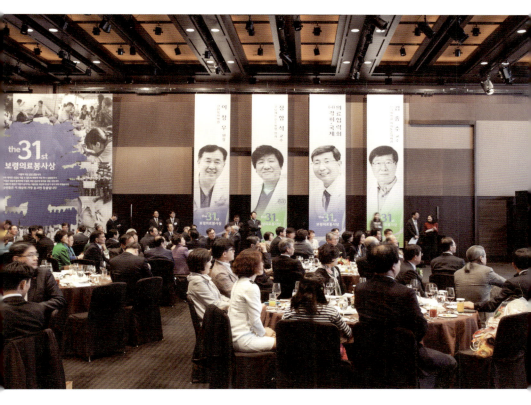

　第1回の受賞者は、若くして高霊（コリョン）郡保健診療所長に就任して以来、30年以上にわたり同地域で医療に貢献してきたユ・イルソン博士です。
　そして2020年3月、36回目の保寧医療奉仕賞の授賞式が行われました。新型コロナウイルスの影響のため、式は受賞者と最低限の参加者だけの小規模で行われました。しかし、医療危機のさなかにある今だからこそ、私はむしろその賞の意義がより大きくなったのではないかと思っています。

　第36回の大賞受賞者は、2003年から医療従事者を自らの手で集め、全羅南道高興（コフン）を皮切りに全国を巡回し、島しょ部などの僻地で前立腺無料診療及び健康講座事業を展開して17年目になる、韓国前立腺管理協会のクォン・ソンウォン会長です。

223

保寧医療奉仕賞も回を重ね、いつの間にか36回目を迎えています。

これまで受賞候補に選ばれ、保寧製薬グループの担当者と医協新聞の記者が面会した医療人の数は約400人に及びます。

彼らの貴重な功績は2004年に本として編纂され、多くの皆さんに紹介されました。彼らは皆、決して自らの行いを誇示しようとせず、一様に謙虚だったことから、その本のタイトルはこうなりました。

『仁術だなんて、とんでもない』

その方々の中には、管内を巡回して無料診療を行う医師や、軍医官として勤務していた地域に病院がなく、地域住民や軍部隊の兵士たちの要望に応える形で奥地に病院を開設した医師もいます。

大都市でも成功できるほどの力量がありながら、住民が数百人程度しかいない山村を守る医師、ネパールやバングラデシュなどの医療空白地帯で国境を越えた博愛精神を実践する医師もいます。

そして今、新型コロナウイルスから人類を救うために、自らを犠牲にしながら激しい戦いを続ける医師たちがいます。

彼らが医療を行う地域は世界各国にまたがっています。そして掲げる病院の看板や診療科目も多岐に渡ります。

それでも決して変わらないことがあります。

それは、彼らが最優先にしているのは病気に苦しむ人を救うことであり、常に心を開いて患者様の声に耳を傾けている、ということです。

そもそも、保寧製薬と私には彼らに賞を与える資格などありません。ただ、彼らの医療人としての高い意識と高潔な使命感を世に広く知らしめることで、患者の皆さんに勇気を与え、希望を失いかけている方々に自分たちの力となってくれる人がいることをわかってもらいたいのです。

私が経営の第一線から離れた後も、保寧製薬グループは保寧医療奉仕賞の表彰を続けていくことでしょう。

この世にはヒポクラテスやシュヴァイツァーのような人たちが、少なからずいるのです。

224　第五章　道をつなぐ

## エッセイを書く医者、
## 歌って踊る医者

— 保寧医師随筆文学賞

第七十一話

『ヒポクラテスの誓い』を胸に刻んだ私は、2005年からはさらにユニークなイベントを始めました。

医師たちの文章力を競う「保寧医師随筆文学賞」です。

一般的に「医者という職業は時間的にも精神的にも余裕がない」と思われています。

それは職業柄、常に患者様の容態から目が離せないからです。特に今の新型コロナウイルスの状況下では、急患が出たら1年365日、いつでも病院に駆けつけなければなりません。

保寧医師随筆文学賞は、医師たちの苦労を労い、彼らの隠された情緒と感性を呼び起こすために作られたイベントです。

医師自らが書いたエッセイを通して、生命と愛の意味を広く伝えたいと思ったのです。

実は、イベントを始めた当初は「果たしてエッセイを書く医師がどれだけいるのか」「時間を割いてエッセイを書く余裕などあるのか」という不安もありました。

しかし、第1回保寧医師随筆文学賞には合計約350点のハイレベルな作品が応募されました。文学的な感性を持った医師がたくさんいることに、私も担当者も、そして社会も驚きました。保寧医師随筆文学賞の大賞受賞者は、登壇作家として扱われます。

225

このように文学の価値に共感する医師たちが、より多くの患者様のために、心のこもった医療を展開しているのだと思います。

　2006年には、医師の皆さんにステージに上がってもらいました。
　「青年医師（韓国の若い医師たちで構成される組織）」が主催し、保寧製薬が後援した「アストリックス歌謡祭（青年医師歌謡大典）」は、医師を対象にした全国規模の歌謡祭です。
　全国各地で予選が開催され、参加者はバンドを結成した医師たち、自ら作詞作曲した曲を演奏して歌った医師、いわゆる「オッパ（韓国語でお兄さんの意味）部隊」まで動員したヒップホップ・カップル医師など、様々です。
　そして、歌唱力やパフォーマンス、そして衣装に至るまで、文字どおり「プロ顔負け」の実力を見せてくれました。
　全国の多くの医師たちが芸能人ばりにステージの上で思う存分歌って踊ることが、新しい医療文化の一つになったように思います。

　医療現場に文化があってこそ、患者様と医師を「人間愛」で結びつけることができるのだと思います。
　いつか、医療関係者の皆さんがこのコロナ禍を過去の出来事として振り返る日が来ることを願っています。
　多忙な医療現場を少しの間でも離れ、医師の皆さんが楽しむことができるよう、これからも応援し続けます。

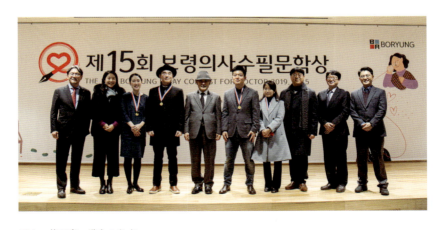

第
七
十
二
話

# 役職は権利としてではなく、
# 義務としてお引き受けします

　私はこれまで、役職をあまり引き受けないようにしてきました。しか
し同時に、謙遜の度が過ぎてもいけない、とも思っていました。
　なぜなら、本来引き受けるべき役職も、その期を逸してしまいかねな
いからです。

　そうした判断をもとにお引き受けした一つが、世界大衆薬協会の会長
です。

　私は、1989年にローマで開催された世界大衆薬協会の大会で会長に指
名されました。そして、1991年10月にソウルで開催された第10回世界
大衆薬協会総会で会長に就任し、その大会は成功に終わりました。

　「大衆薬」とは、主に自家療法のために一般大衆に販売される薬のこと
をいいます。
　世界大衆薬協会は、世界各国の大衆薬品メーカーの関係者が集まり、
1970年にスイスで結成された非政府非営利機構です。
　「人類の健康増進」を主目的とするこの団体は、35か国の会員を持つ世
界的な製薬機構として発展し、韓国は1984年に加入して会員国になりま
した。
　私は協会の理念に共感し、会長職をお引き受けすることにしました。
それによって世界の製薬業界における韓国の地位を高めることができる
なら、拒むことはできません。
　1991年2月に韓国製薬協会の会長に就任したのも同様の理由です。

227

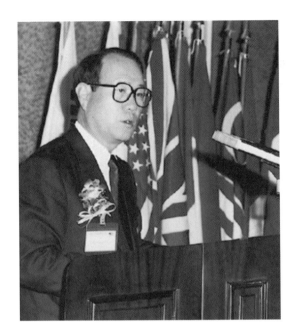

1991年10月、世界大衆薬協会の会長就任演説

　2012年には、COEX（韓国ソウルにある総合展示場）で開催されたアジア太平洋地域大衆薬協会総会でキム・ウンソンが協会の会長に選任されました。
　私は1991年10月から1993年10月まで世界大衆薬協会の会長を務めたので、キム・ウンソンの就任は本当に嬉しく思いました。
　「人類の健康増進」という保寧の理念が我が娘に受け継がれたようで、感謝の気持ちでいっぱいになりました。

　このほか、医薬品輸出入協会理事、成人病予防協会理事、医薬品誠実申告組合理事長、大韓家族協会理事、カトリック婦人がん研究財団理事、韓国製薬協会研究所長なども、創業後に私が引き受けてきた役職です。
　医薬品業界の発展に貢献することは、私にとって「権利」ではなく「義務」だったのです。

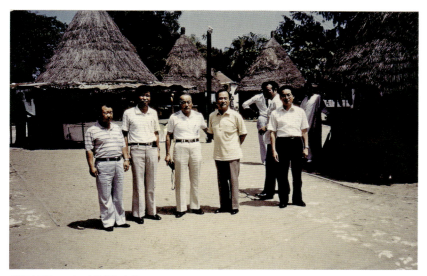
1995年7月、ツバルを訪問した際に

　そしてもう一つ、1994年9月に私は南太平洋の小さな島国、ツバルの名誉総領事に就任しました。ツバルはオーストラリアの北、南太平洋の赤道直下に位置し、人口約1万1,000人の小さな国で、イギリス連邦国家の一つでもあります。
　1978年、ツバルと韓国は国交を結んだものの、領事館を開設できませんでした。そこで両国の交流拡大と「共に生きる地球村」という理念を踏まえ、私は名誉総領事という大役を引き受けました。
　その後、保寧ビルの中に総領事館ができました。そして、ツバルの外交窓口の役割を代行しているフィジー財務長官と駐韓大使が私たちを訪問し、私もツバルとフィジーを訪問して、民間外交及び経済協力の拡大に努めました。

　保寧ホールディングスのキム・ウンソン会長は、2013年に駐韓エクアドル名誉領事に、メディアンスのキム・ウンジョン会長は、2017年にコロンビア名誉領事に任命され、両国の財界人や起業家の皆さんと交流しています。
　これらもまた、企業の経営者だからこそお声掛けされる役職な訳ですから、任命してもらえるのは本当にありがたいことなのです。

# 困難な時も一緒に
# いてくれるのが本当の友達です

第七十三話

―― 新型コロナウイルスの時代を生き抜く「共存共栄」

　今、新型コロナウイルスで全世界が悲鳴を上げている現状を見ると、改めて保寧が主張してきた「共存共栄」の重要性を思い知らされます。

　まだワクチンや治療薬が開発されていないため、この苦境から解放される見込みすらわかりません。さらに多くの国の人々が病に苦しみ、命を落とすかもしれません。
　保寧製薬も、ウイルスを克服できる治療薬の研究に全力を尽くしています。しかし、もしワクチンや治療薬が完成したとしてもまだ問題は残ります。

　現在、世界保健機関（WHO）は「もしワクチンや治療薬ができた時は、均等に分けて全世界に行き渡るようにする」という方針を示しています。
　それでも自国民の保護を優先したいワクチン開発国が、この提案を受け入れてくれるかどうか、何の保証もありません。

　そのため、ある国では感染が拡大して死者が増え続ける一方、別の国ではコロナの終息を宣言する、という状況も十分に起こり得ます。

　困難な時の友達こそ本当の友達です。
　しかも、今や地球は一つの世界といっても過言ではありません。もし自分の国の中だけで感染症にうまく対処しようと思っても、ほかの国との間に壁を築いて交流を閉ざすことなど、到底できないのです。

230　第五章　道をつなぐ

保寧製薬は以前、大きな洪水被害を受けたベトナムのメコンデルタ地域の水害被災者のために、医薬品を届けました。

　その時の腸チフス予防の経口ワクチン2万回分は、現地住民の疾病予防に大きく貢献しました。

　保寧バイオファーマは、1994年からの医薬品の輸出を通じてベトナムとご縁がありましたが、この支援によってさらに活発な経済・文化交流が期待できるようになりました。

　また、2002年には国際ワクチン研究所に後援金を寄託しました。国際ワクチン研究所は開発途上国向けのワクチンの研究を行う、世界唯一の研究機関です。

　このような状況を踏まえ、保寧製薬はどんなワクチンであれ、治療薬であれ、会社の利益を優先させることはありません。

　困難な時の友達が本当の友達であるように、いかなる時も苦しい立場にいる隣国の人々を見捨てないことが、真の共存共栄なのです。それこそが、製薬会社の存在意義です。

　そして私たちが世界の人々と共に生きる道でもあります。

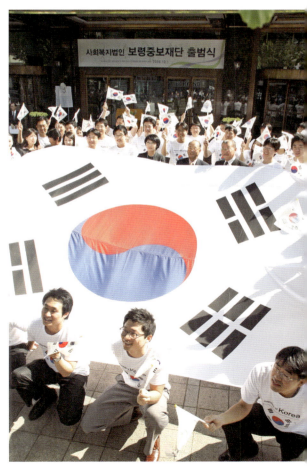

第
七
十
四
話

# 今こそ子供や孫を
# 産み育てた頃のことを
# 思い浮かべる時です

　我が国も死亡数が出生数を上回るようになりました。今後、韓国人も4,000万人、3,000万人と減少し、地球上からいなくなる日が来る可能性もあります。

　保寧製薬は少子高齢化の先例である日本を参考に、対策を検討しました。具体的には、若い夫婦が子供を育てやすい環境を整備したり、健康な高齢者の人口を増やす、といったことです。

　私たちは2003年から、公共事業の一環として臍帯血事業を推進してきました。臍帯から採取した血液である臍帯血は、造血幹細胞と幹細胞に大別できますが、特に造血幹細胞は白血病・小児がん・乳がん・慢性骨髄がんなどの難病の治療に高い効果があります。

　臍帯血に多く含まれる造血幹細胞を抽出し、特殊処理したうえで保存すれば、後で治療薬として使用することができます。

　その後、韓国初の「カトリック造血幹細胞バンク」事業にも関与しました。

　私たちは臍帯血事業を行い、その収益金で白血病患者を支援しています。2004年12月からは、多くの小児白血病患者の皆さんが治療を受けています。

　また、プレママ教室や育児教室の無料開催、年間10万冊以上の妊娠・出産・育児情報誌の無料配布などの公益活動も長年続けてきました。

　1993年から始まった口蓋裂・口唇裂の赤ちゃんのための哺乳瓶用の特殊乳首の無料供給事業は、その後、韓国の関連患者の23%に相当する赤ちゃんたちが恩恵を受けるほど広がりをみせました。

232　第五章　道をつなぐ

口腔の障害で母乳が吸えない赤ちゃんたちが、思う存分粉ミルクを飲むことができるようになったのですから、こんなに有益なことはありません。

　2008年10月、私は私財を投じて保寧中甫（チュンボ）財団を発足させました。
　保寧中甫財団は「大韓民国のすべての子供たちが幸せに育つ」ことを目標に、韓国、さらには世界中の大勢の子供たちに手を差し伸べました。

　設立後、保寧中甫財団は地域児童センターや社会福祉施設及び団体への寄付、国際結婚家庭及び国内養子縁組の支援、口唇・口蓋裂患者及び小児白血病患者の後援、低所得層の児童及び青少年の自立支援など、様々な課題に積極的に取り組みました。

　子供の泣き声が聞こえない国には、希望がありません。
　今こそ、私たちが子供や孫を産み育てた頃のことを思い浮かべる時です。保寧はこれからも未来を見据えて医薬品を製造し、子供のための製品を提供する企業になります。私もまた、娘たちや孫たちを産み育てた時の気持ちを忘れずにいたいと思います。

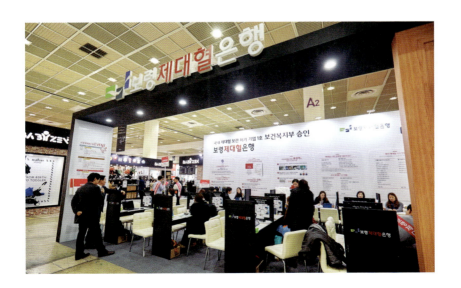

第七十五話

# 学んで、身に付けることも また喜ばしいことでは ありませんか

　孔子が「学び」について語った言葉があります。

　「学而時習之、不亦説乎（学びて時に之を習う、亦説ばしからずや）」
　つまり「学び、そして復習して理解を深めることも、また楽しいことではありませんか」という意味です。

　保寧薬局を創業して10年ほど経った頃、私は高麗大学校経営大学院で勉強し、この言葉を実感しました。それまでは早朝の4時に薬局を開店し、夜10時に仕事を終えていたのですが、この時期は従業員が少し多くいたおかげで、晩学の喜びを味わうことができました。

　早朝に出勤して働いた後、夕方に安岩（アンアム）洞の高麗大学校キャンパスに登校するので、いつも体は疲れ切っていました。
　しかし、講義が始まったとたん、身も心も目覚めるような感覚になりました。
　講義の内容を一つ一つ頭に入れ、帰宅後は必ず復習と予習をしました。

　その時に学んだ内容が私の経営にどれだけ役に立ったかは、あまり重要ではありません。確かに実務に有用だったことも少なからずありますが、むしろ「学んで身に付けること」の喜びを味わい、それが私の習慣となったこと自体に意味がありました。

234　第五章　道をつなぐ

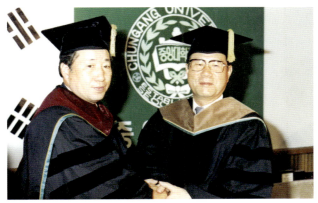

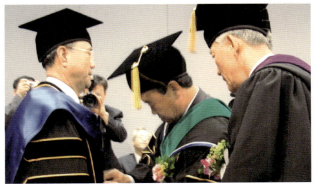

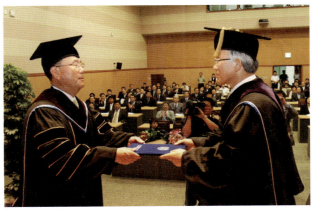

中央大学校(1991年)、忠南大学校(2003年)、江原大学校(2007年)の
名誉博士学位授与式

私は他人の話に耳を傾け、良いと思うことは何でも取り入れようと努めました。
　そのような姿勢で日常生活を送っていると、次のような孔子の言葉を思い出しました。

「三人行、必有我師（三人行えば必ず我が師有り）」

　中央（チュンアン）大学校から経営学の名誉博士号を、忠南（チュンナム）大学校から薬学の名誉博士号を、そして江原大学校から医学の名誉博士号を授与されたのも「いつまでも学びの意欲を失うな」という激励なのだと思いました。

　保寧製薬は、皆が共に成長できる企業文化を築くため、全社員が努力しています。
　2006年に製薬業界で初めて役員向けの経営学修士課程を開設して勉強できるようにしたのも、そうした取り組みの一つです。
　その年、忠南大学校国際交流館の一階に中甫記念館が設けられました。
　忠南大学校の学生たちがもっと勉学に専念できるよう奨学金の支援をしたところ、私の雅号にちなんだ記念館を造ってくれたのです。
　その中甫記念館には、次のような文が刻まれています。

　企業の生命力は、まさに人を尊重し、
　貴く思う気持ちから始まります。
　保寧製薬グループは保寧製薬を母体として
　誕生した企業であり、人の苦しみを癒し、
　さらに生命を救うその人間尊重の精神が
　保寧製薬グループの創業哲学であり、存在理由です。

　保寧製薬グループの歴史は人を尊重し、理解するための道のりでした。その努力はこれからも永遠に続くことでしょう。

第
七
十
六
話

# 私たちが歩んできた道が、
# これからの新しい道に
# つながるように

### ―「国民的」新薬という評価の重圧


韓国では「国民的俳優」「国民的司会者」といった言葉をよく耳にします。「国民的」とは「我が国を代表する」という意味ですから、とても光栄な誉め言葉なのだと思います。もし企業なら「国民的企業」になったり、製造業であれば「国民的製品」を作りたいと思うに違いありません。

私は特に意識したことはありませんでしたが、幸寧にもいつの間にか「国民的」と言われるようになった製品があります。それは「カナブ」です。

2010年代から今に至るまで、カナブは韓国で「国民的な高血圧の薬」と呼ばれています。
メキシコをはじめ、コロンビア、パナマなど中南米の13か国にカナブを輸出し、ロシアや中国、ヨーロッパとも相次いで契約を結んだことで、その名声は確固たるものとなりました。

その後、ドイツでも現地生産のための覚書を締結し、日本や東南アジア、米国、アフリカでも好評を博しました。
韓国の新薬であるカナブが「非常に効果の高い韓国の高血圧の薬」として定着している国は、約50か国に及びます。
2011年、カナブは知識経済部が授与する「大韓民国技術大賞」で栄誉ある大賞を受賞し、その後、産業通商資源部と大韓貿易投資振興公社（KOTRA）から「2014年世界一流商品」に選ばれました。

今でも、メキシコで行われた発売記念式での出来事が忘れられません。
　盛大に行われた現地主催の式典の会見で、一人のメキシコの報道機関の記者がこう質問しました。

　「韓国の保寧ではこのような薬を作っているのに、メキシコは一体何をやっているんでしょうか？　どうしてメキシコではこのような薬を作ることができないんですか？」

　そもそも、新薬開発には多額の投資と、膨大な時間と労力を必要とします。
　そのうえ臨床第Ⅰ～第Ⅲ相試験を経て市販許可を受けるまでの過程がとても長いうえ、難易度の高いものです。
　しかし、成功した暁には、相応の見返りがあることも確かです。

　とはいえ、新薬開発とほかのビジネスを一緒に考えてはいけません。

　特に今、製薬各社は新型コロナウイルスのワクチンを作るためにしのぎを削っています。
　たとえこのような状況下でも、新薬開発には持てる研究技術のすべてを注ぐような「魂」が込められなければなりません。
　完成するまでに20～30年を費やす覚悟と、粛々と最善を尽くす根気を持ち続けなければなりません。

　私たちはパイオニア精神を胸に刻み、まさに製薬業界の先駆者となるつもりで新薬を開発しました。「国民的」という栄誉ある例えは、その成果ともいえます。
　しかし、私たちは「国民的」という評価で満足することはありません。「国民的」新薬を越える「世界的」新薬を作る日まで、これからも忍耐と情熱の日々は続きます。
　私たちが歩んできた道が製薬業界の新しい道となるよう、これからも努力していきます。

238　第五章　道をつなぐ

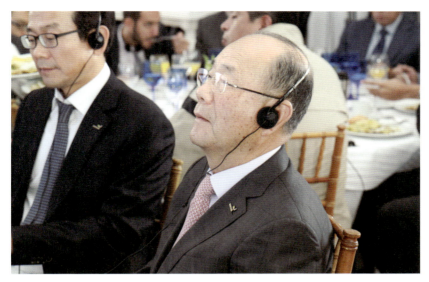

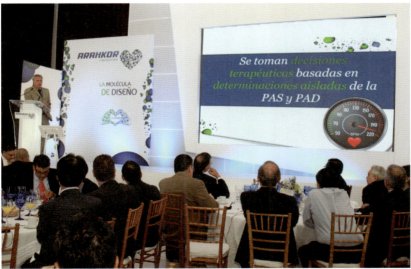

2014年、メキシコで行われたカナブ発売シンポジウム

# 「カナブPM」は「会長」よりも
# 誇らしい肩書きです

第七十七話

　カナブ発売後の4年間、私は世界中を巡って商談し、新しい契約を獲得していきました。ある経済新聞によると、その距離は45万キロにも達する、とのことです。

　地球を1周すると約4万キロなので、4年間で地球を10周以上、つまり1年に2〜3周したことになります。

　2019年、私は自らをカナブPM（Product Manager）に任命しました。本来、それは部長職などの社員が着任すべき役職です。

　PMは製品に関連するすべての活動を采配・管理し、その責任を負うポジションです。マーケティング計画の策定、予算の管理、各種プログラムの執行、シンポジウムの開催など、製品に関わるあらゆる重要事項を決定します。

　大きな権限を持つ一方、販売実績が低迷した場合は相応の責任を負うことになります。

240　第五章　道をつなぐ

私はカナブPMとして1年もの間、社内では毎週月曜日に会議を主宰し、社外ではその肩書きの名刺を配って回り、一生懸命カナブに関わる仕事に携わりました。

　私は「カナブPM」と書かれたその名刺を「会長」の名刺よりも誇らしく思っています。

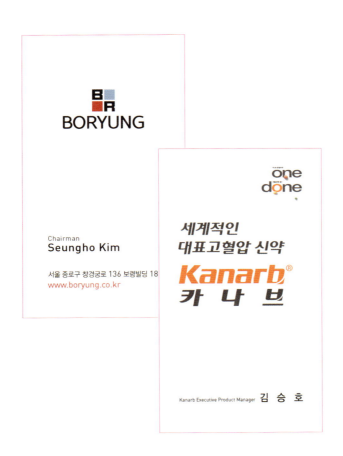

第七十八話

# 心を開いて話をすれば、
# 言葉は歌になります

　今、歳月を重ねた経営者として、とても残念なことがあります。たくさんの人と会って話す機会をなかなか持てないことです。

　それは会社が大きくなり、肩書きが変わり、社員の数が増えていくにつれ、少しずつ生じてきました。企業の経営者として、また創業者として、会社が大きくなることはとても好ましいことです。

　しかし、社長になり、会長になるということは、必然的に社員との距離が少しずつ開いていくことでもあります。

　社員の数は創業当時の数名ほどから数百人を超え、今や千人台に達したため、その全員と密に交流を図ることが難しいのはやむを得ません。
　自分なりに機会を増やして話す時間を持とうとしているものの、どうしてもうまくいきません。

　そのため、毎月開催される誕生日の朝食会には必ず参加するようにしていました。社員と頻繁に会えない申し訳なさから、そこで時間を共にし、なるべく多くの話を聞こうと努めたのです。

　そして21世紀を迎えた2000年初頭、私は活況を呈していたオンラインメディアの利用を開始し、全社員にメールを送りました。最初のメールの内容はこうです。

　「これからはオンラインメディアを通して、社員との積極的なコミュニ

242　第五章　道をつなぐ

ケーションを模索していこうと思います。会社の発展のための提案や意見があれば、どうか遠慮なくメールを送ってください」

　その後、私は社員と頻繁にメールをやり取りし、本音で語り合う場を得ることができました。
　その内容は、会社の発展のための提言から、職場生活の悩み相談や要望、そして私的な話や読書討論まで、様々です。

　その年の春には、社内に新しい教育・会議スペースである創造館を開館しました。それは社員間のコミュニケーションの場です。

　また、2011年には、社員のコミュニケーションと創造力向上のために「通通（トントン）ラウンジ」を作りました。
　本社の2階全体に社員が自由に閲覧できる図書館やマルチ会議室、仕事の合間にひと休みできる休憩所、そしていつでもコーヒーが飲めるカフェバーなどを設置したのです。

　保寧ファミリーは、社会や地域の皆さんとのコミュニケーションにも努めています。
　2013年に社員が創団した保寧オムジ（韓国語で親指を意味する）合唱団もその一つで、地域の子供たちやそのご家族を招待し、美しい歌声を披露しています。

　皆が心を閉じたまま会話をしても、何も変わることはありません。しかしお互いに打ち解けて話をすれば、その言葉は次第に歌となります。
　私は体が許す限り、ずっと皆さんと心を開いて話をするつもりです。
　そして、より良い道を開くための歌を一緒に歌うつもりです。

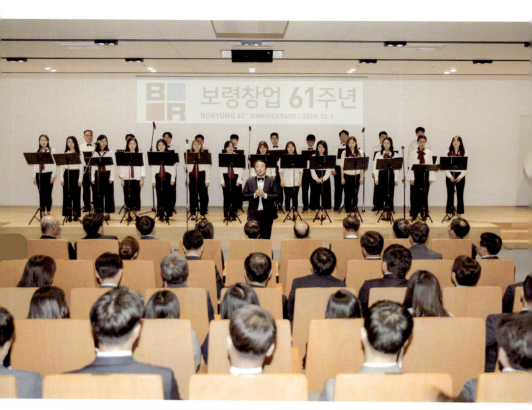

創業61周年記念式典で公演するオムジ合唱団

第
七
十
九
話

# 「囲む会」の仲間と
## 一緒に歩く道

　2011 年以降、毎年 2 ～ 3 月頃、私は東京で日本の財界人約 30 人との会合に参加しています。

　そこではお互いの安否を確認し、皆さんと気兼ねない会話を楽しみます。

　現在まで続くこの会の名前は「囲む会」です。

　「囲んで集まる」または「キム・スンホ会長を慕う財界人の集まり」という意味から、別名「キムサモ（キム・スンホを敬愛する人々の集まり）」とも呼ばれています。

　私とご縁を結んだ日本の財界の皆さんが集まり、その絆を深めてこれからも協力を続けていこう、という趣旨で作られた会です。

　なので「キムサモ」という言葉はあまり適切ではありません。正しくは「お互いを敬い合う人々の集まり」というべきでしょう。

　「囲む会」のメンバーたちは「日本で外資系の製薬会社がこのような集まりを持つことは前例がない」「日本の財界人が提案して結成された集まりだから、その意味は大きい」と話しています。それだけでなく、日本の製薬業界でも異なる分野の関係者が親睦を深める集まりはほとんどないそうです。

　一回目の「囲む会」が開かれた 2011 年は、保寧製薬創業 50 周年記念の年です。

　50 周年祝賀会に参加した日本の製薬新聞『薬粧流通タイムズ』の阿由葉孝夫代表は、招待された日本の製薬会社の役員が大勢いるのを見て、とても驚いたそうです。

245

これをきっかけとして誕生したのが「囲む会」です。

　当初、約70人の日本の財界人が参加を希望しましたが、会を充実させるために20人に限定しました。

　メンバーのほとんどが私とご縁のある製薬会社や団体の役員で、私たちは経営や人生について気兼ねなく会話を交わします。

　私とは交流のない、日本の製薬業界に貢献した方を特別に招待することもあります。色々な方と親睦を深めたり、情報交換したりできるのはとても良いことです。

　両国の製薬業界の経営者同士が本音を語り合い、国境を越えて友好関係を築く「囲む会」はこれからも続くことでしょう。

　ツムラの風間顧問、㈱龍角散の藤井社長、薬粧流通タイムズの阿由葉代表取締役社長、三菱ウェルファーマの飯田社長、ヒノキ新薬の阿部社長、オムロンヘルスケア中国の渡辺元社長、白十字の天田会長、日本臓器の小西社長、第一三共の高橋社長、メイトの竹井社長、日医工の田村社長、ユースキン製薬の野渡社長、ロート製薬の山田会長など、参加者の皆さんには感謝いたします。

　彼らに会うと、55年前に龍角散の生産のために㈱龍角散と技術提携を結んだ時のことを思い出します。

　その時の苦労話は、今でも「囲む会」のネタになっています。

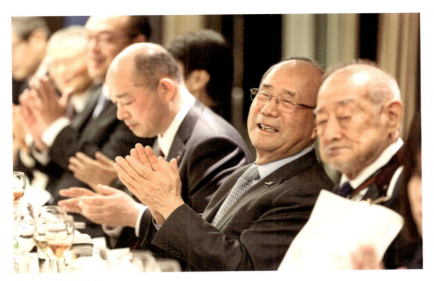

「囲む会」8周年記念会

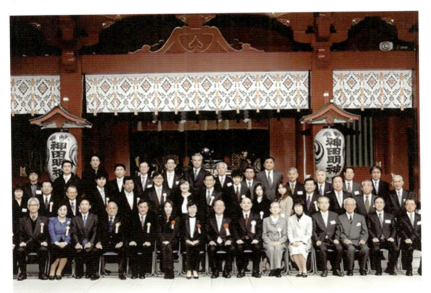

2011年、第一回「囲む会」の参加メンバーと

## SNS が主流になっても、
## 直接会って話すことは大切です

第八十話

― 集まりの価値

　「人」という字は、人と人がお互いを支え合うさまを形に表したものです。要するに、人は決して一人では生きていけない、ということです。

　人は家族や親戚をはじめ、幼なじみや友達同士を土台に人間関係を築いていきます。さらには地域、職場、または同じ職業同士が集まりを作り、交流を深めていきます。嬉しい時は一緒に笑い、逆に不幸があればお互いを慰め合い、皆で涙を流すこともあります。

　振り返ると、人生もビジネスも、結局は数多くの人々との出会いの連続だったと思います。人と交流を図ることで仕事が成り立ち、人生が作られていくのですから。

　私はとても多くの集まりに参加し、そこに所属する人々と生涯を共にしてきました。それはもちろんビジネスのためでもありましたが、私自身、人と集まってお酒を飲むのが好きだったこともあります。そして一旦結成された集まりは消えることなく、長い時を経て今に至っています。

　現在、新型コロナウイルスの蔓延が皆さんの生活に色々な影響を及ぼしていると思います。程度の差こそあれ、多くの人が「人と会えないこと」でとても苦労しているのではないでしょうか。このような時だからこそ、今まで出会った人たち、特に色々な集まりを通して苦楽を共にした人たちのことが一層、懐かしく感じます。

1975年、東亜ソシオホールディングスのカン・シンホ会長、JW 中外（チュンウェ）ホールディングスのイ・ジョンホ会長、大熊（テウン）製薬のユン・ヨンファン会長、三亜（サマ）製薬のホ・オク会長、安国（アングク）薬品のオ・ジュンソン会長、トンシン製薬のユ・ヨンシク会長、日東製薬のユン・ウォニョン会長、そして私の、製薬会社の経営者 8 人が集まりました。

　「一緒になって前へ進もう」という意味で名付けられたこの「八進会」は、結成してかれこれ半世紀近くになります。時が経つのは本当に早いものだと感じます。

　今考えてみても、楽しく幸せな思い出ばかりで、皆さんと時間を共有できたことには感謝の気持ちしかありません。

　薬業界の親睦会である「ドンボ会」、製薬・医薬品流通企業の経営者の会である「チョロク会」「ヤクチョン会」も、製薬業のご縁で出会った皆さんとの集まりです。「トジョン会」は医療界の院長の皆さんの親睦会です。

　忠清南道保寧出身の政財界の皆さんの「保寧会」と、熊川面を中心とした同郷の皆さんの「熊地（ウンジ）会」は、私の故郷の人々とのご縁を結んでくれた大切な集まりです。

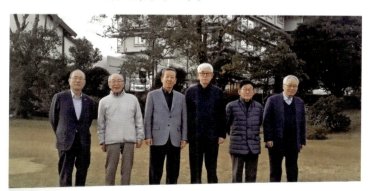

八進会

「崇文同窓会」は、かつて私が総同窓会長を務めたこともある崇文中学・高校の同窓会で、その中でも「崇医（スンウィ）会」は崇文出身の医師の集まり、「崇薬（スンヤク）会」は薬剤師及び薬業界の集まり、「崇言（スンオン）会」はジャーナリストの集まり、「崇武（スンム）会」は将軍の集まり、「崇延（スンヨン）会」は延世（ヨンセ）大学校教授の集まりです。
　また、軍隊でつらい日々を共に過ごした38期工兵将校同期の集まりが「三八同期会」です。

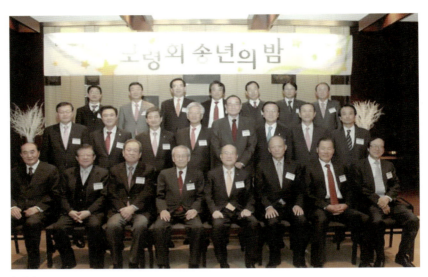

保寧会

また、私には国際的な交流もあります。

ツバルの名誉総領事である私は「駐韓名誉領事団」で駐韓名誉領事の皆さんと会合を持ってきました。そして、私が会員だった「YPO（Young President's Organization）グローバルリーダーコミュニティ」は世界的な組織です。YPOの会員は50歳を超えると自動的にKPO（Korean President's Organization）に移行するのです。

保寧製薬グループのファミリーとの集まりは、いつも楽しいものです。

「トンウ会」は、私が保寧薬局を経営していた時に在職していた初期ファミリーとの大切な集まりです。「保寧OB会」は保寧の元社員たちの集まりであり、「保寧秘書室ゴルフ会」は保寧秘書室出身者の集まりで、四半期ごとにラウンドを回ります。

また、「リアリー」はカナブのメキシコ発売記念式典に参加してくださった皆さんとのご縁で結成した集まりです。

とてもありがたいことに、保寧と私を愛してくださるたくさんの集まりがあります。中でも「ボサモ」は保寧のことが大好きな人たちの集まりであり、私の雅号である「中甫」にちなんだ「中甫会」と「キムサモ」はキム・スンホを愛する人たちの集まりですから、感謝しない訳にはいきません。

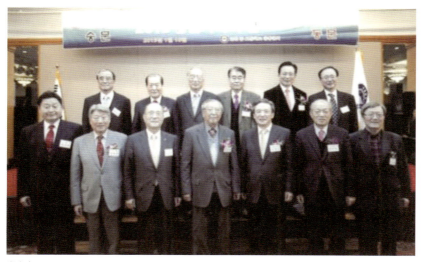

崇文会

インターネットの発達により集団間の情報格差がなくなってきたため、学縁（同じ出身校）や地縁（同じ地域出身）などの集まりはむしろ「輩（やから）文化」だと誤解すらされるような世の中になりました。

　しかし、戦争を乗り越え、産業化の時代を生きてきた私たちの世代にとっては、集まりはとても重要な機会でした。そこでたまたま耳にした情報が大きな助けとなったり、困難な時期にはお互いを励ましたりできたのです。

　何か特別なタイミング、場所、きっかけで知り合ったことがご縁となり、付き合いが続くことは何よりも得がたいものです。私にとってすべてが美しい思い出となっています。

　現在では人付き合いの手段としてインターネットやSNSが台頭していますが、それでも顔を突き合わせた交流が廃れてしまうことはありません。もしそうでなければ「新型コロナウイルスの影響で一番つらいこと」として「人に会えないこと」が挙げられることはないはずです。

　パンデミックが終わり、皆が人と会う喜びをかみしめ、生きる希望を共有する、そんな世の中が一刻も早く戻ってくることを願っています。

252　第五章　道をつなぐ

# いつの日か、私のお墓に「BR酒」を供えてください

第八十一話

　私は事業を始めるまで、お酒を口にしたことはありませんでした。

　タバコはこれまで一度も吸ったことがありません。

　しかし、創業してからは人と会う機会が増え、ビジネスの会合も多くなってきたのでお酒を飲まない訳にはいかなくなりました。

　全盛期には一晩でウイスキーを２〜３本飲んだこともあります。もちろん、そんなことができたのは相当昔のことです。体力よりも、むしろ気力に満ちあふれていたからできたことなのではないでしょうか。

　若い頃はいつも「仕事でミスしてはいけない」「次の日に支障をきたしてはいけない」という気持ちでいました。私はどんな種類のお酒でもいける大酒飲みで、これまで数えきれないほどの場数を踏んできましたが、それでも酒の席で誰かに嫌われたり、人のことを悪く言ったり、また参加者とトラブルになるようなことがなかったのは、本当に幸いでした。

　昔は、社員ともよく飲み会をしました。それはコミュニケーションを大切にしたからです。杯を交わし合うことで、誰とでも打ち解けることができたのです。

　そうすることで社長や会長、社員や役員としてではなく、同じ人同士として付き合い、心を開いて会話することができました。

253

そういった数々の酒の席を通して私が発明したのが、いわゆる「BR酒」です。

　「保寧」の英語表記（Boryung）にちなんだ名前のお酒です。最初は焼酎や清酒とビールを半々で混ぜて飲んでいましたが、次第にウイスキーと焼酎を半々で混ぜるようになりました。

　ただし、BR酒にはしきたりがあり、毎回、私が作って最初に飲み、その後で新入社員や大切なお客様にお勧めする、という段取りになっています。
　月に一度、全国の各支店の所長たちが集まる定例会議では、終了後にBR酒で乾杯したものです。
　初期のBR酒を注ぐ盃には冷麺の器を使っていました。本当にあきれてしまいます。
　時を経て、今ではビールジョッキを使っています。
　もちろん、お酒が苦手な人への配慮も忘れていません。しかし、そういう人でも最終的にはBR酒のしきたりに慣れてしまうのですから、とても不思議です。

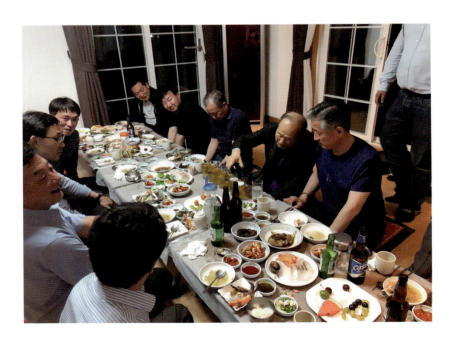

かなり前に、医者から言われました。

「お酒はもう一滴も口にしないでください。もし止められないというのなら、どうぞ好きにしてください」

健康状態が昔ほど良くないので「好きにしろ」というのは「飲んだら危険」という警告です。それでも私は仲間や新入社員たちのことを思って、これからも BR 酒を作るつもりです。
皆に私の愛情をたっぷり注いだお酒を飲んでもらいたいのです。

そしていつか、私の小さなお墓に BR 酒を供えてもらえたらとても嬉しいです。

第六章 ———

# 想いが道になる

90年目を迎える9つの備忘録

第八十二話

# 私たちが歩んできた道のりと
# 後輩たちに託すこと

## ― 保寧ファミリーの皆さんへ

　過去に多くの諸先輩方の血のにじむような努力と、愛情のこもった献身があったからこそ、今の保寧がある。
　まず、このことを肝に銘じてください。

　未来の保寧ファミリーにとっての偉大な先達となるべく、企業の社会的責任を果たしてください。そして私たちの社訓である「誠実、忍耐、努力」を信条とし、任された役割に全力を尽くしてください。
　私もまた、最後まで自分の役割を全うするつもりです。

　過去60年以上、数多くの困難に遭っても保寧はずっと盤石でした。
　今思えば、1977年の水害を乗り越えた先輩社員の愛社精神と献身的な努力が起点となっています。その精神が受け継がれて保寧ファミリーのDNAとなり、今日の保寧を守ってきたのだと思います。

　企業は人の体と似ています。
　どこかが病気になったり、弱っていたりすると、場合によってはそれが生死に関わる致命的な結果を招くこともあります。
　保寧を支えてきた多くの先輩たちがそうであったように、皆が一心同体となって助け合わなければなりません。
　一人だけ先に進むのではなく、皆と一緒に遠くまで行く気持ちが大切です。
　お互いを励まし合い、思いやりましょう。
　そして、未来の後輩たちに素晴らしい企業文化を遺せる保寧ファミリーとなるよう、心からお願いします。

258　第六章　想いが道になる

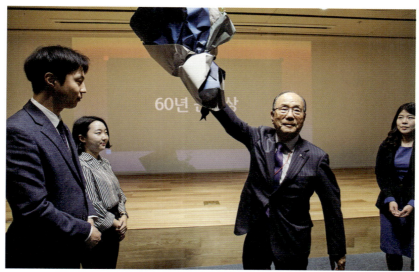
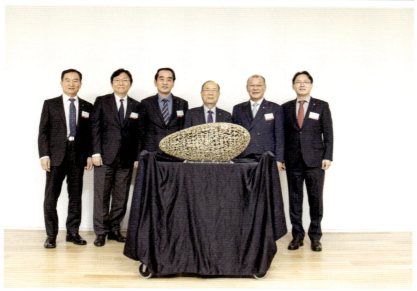

誇り高き保寧ファミリーから授与された60年勤続賞

## グループの元気な枝と根のおかげで、保寧が堂々とした幹でいられるのです

### ― 保寧の経営陣の皆さんへ

第八十三話

　私は 10 年ほど前に、日刊紙への寄稿で次のように述べたことがあります。

　系列会社の一つ一つを樹の枝に例えるなら、本社はそれを支える幹であり、根である。
　また、もし本社を地上の樹に例えるなら、各系列会社は樹に栄養を供給する根であるともいえる。
　したがって、この互いの発展が共有され、支え合う関係は、まさに家族関係そのものではないか。
　保寧製薬グループは、実はグループという言葉が似合わないほど小さな企業の集まりである。一般的な巨大企業グループがその勢力範囲を広げるために、手あたり次第に多くの会社を系列に編入している現実を考えると、なおさらそのように思える。それにしても、その樹を支えるしっかりした根のおかげで、私たちはどれほど堂々と誇りを持てていることか。

　その時の寄稿にちなんで、それぞれの分野の一翼を担っている代表の皆さんにお願いしたいことがあります。

260　第六章　想いが道になる

人でいう還暦を超え、白寿に近づこうとしている保寧製薬グループは、それぞれの事業領域においてリーディングカンパニーを目指す航海の途中にあります。

　それぞれの「保寧号」が一丸となって一つの目標に向かって進み、力を合わせていかなければなりません。船団を構成するそれぞれの船が美しい軌跡を描きつつ、皆にとってやりがいのある職場を作るようお願いします。

　目先の利益を得ることは比較的簡単です。しかし、保寧の経営者は一本のリンゴの木を植えるような気持ちで社員を大切にし、正しく成長できるようにしなければなりません。

　未来の人材を育成し、各個人が能力を十分に発揮できるようにしてください。そして社会的価値を生み出す創造の場となるよう、保寧を育ててください。

　社員が幸せな企業、価値の創造によって皆が成長する企業、「最大」ではなく「最高」を目指す企業を目標にしてください。そして何よりも「人類の健康に貢献する」という創業の精神を忘れないでください。

　社会に対して誠実な企業になるよう、各保寧号の船長がその使命を全うすることを切に望みます。

　未来がない企業は淘汰されるものです。

　人材こそ未来なのです。

　人材より大切なものはありません。ヒューマニズムに基づく共存共栄を実現してください。

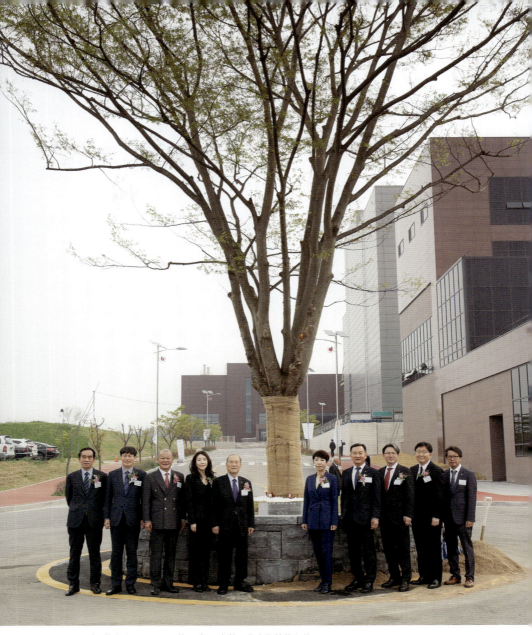
2019年、礼山キャンパスの竣工式で、各社の代表取締役と共に

# 「譲歩」とは何か失うことではなく、多くを得ることです

## ― この時代を生きる若い世代の皆さんへ

第八十四話

　最近、巷では「AI（人工知能）」「スマート」「デジタル」といった言葉があふれ、テクノロジーの発達を感じずにはいられません。そのおかげで、昔と比べると生活がずいぶん豊かに、効率的に、そして便利になりました。

　特に若い世代の人たちはそれらによって多くの恩恵を受け、生活を楽しんでいるように見えます。彼らは多岐にわたる情報力を駆使して間接的な経験を積み上げ、効率を最大化させているのです。

　しかし、世の中が豊かで、効率的で、便利であることが、人生の快適さや安定と同義ではないことを、最近の世相が逆説的に証明しています。つまり、若い世代の人たちは私たち旧世代よりも、もっと熾烈に生きているように感じるのです。

　最近、年長の人が若い人を見て「本当に賢い」という表現をよく使います。しかし、私はそんな若い人たちを見ながら、もっと根本的なことを考えてしまいます。

　最近の物質万能主義、成果主義に過度に偏った世相を反映するかのように、人々はますます孤立しています。そして社会的な競争は耐え難いほどに激化しています。

　同時に、昔から美徳とされてきた「配慮」「譲歩」といった姿勢は失われつつあります。それはとても残念なことです。

263

私はいつも保寧製薬グループの社員に対し「1％の譲歩の勧め」を奨励してきました。そんな私に対して「理由もなく譲歩なんかできませんよ！」と反論する人もいるかもしれません。

　はい、おっしゃるとおりです。それは世代の差なのかもしれません。

　同じ時代を生きていくうえで、必然的に存在する階層間、世代間の軋轢もあります。しかし、発達したデジタル技術とAIだけでは、決してすべてを解決することはできないでしょう。世界が調和して成長していくためには、お互いの立場を尊重し、思いやりの心を持っていなければなりません。それこそが、譲歩しながら生きる必要がある理由です。
　もはや、譲歩することは何の意味もないことなのでしょうか？ちょっとした譲歩もできないほど、あなたには余裕がないのですか？

　一見、譲歩とは単に相手に主導権を与えて後手に回ることだと思われるかもしれません。それでも物は試しですから、是非一度、実践してみてください。
　結果は驚くべきものです。
　その行為に対する何倍もの見返りがあるはずです。

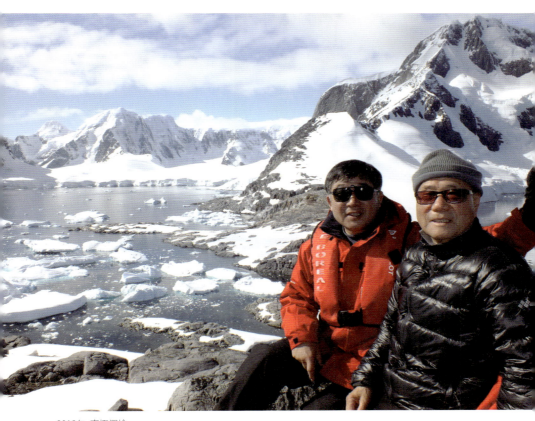

2012年、南極探検

第
八
十
五
話

# 「父」ではなく「会長」として 子供の心に残ることへの後悔

## ― 愛する家族へ

　家族に対しては「申し訳ない」という言葉しかありません。

　子供たちが幼い頃から、私は一家の父親というよりも保寧薬局と保寧製薬グループを経営する創業者として生きてきました。社会的責任感と企業の成長という目標を掲げ、指揮を執る経営者としての人生を送ってきたのです。

　そうしているうちに、いつの間にか子供たちは心の中で、私のことを二つの存在として理解するようになりました。
　一つは「父」という存在です。
　もう一つは「会長」という存在です。
　子供たちが私のことを「父」よりも「会長」として強く認識しているとしたら、それは本当に申し訳ない限りです。
　現に、子供たちは私のことを「会長」として胸に深く刻んでいるのではないでしょうか。

　今思うと、会長という肩書きでずっと生き続けてきたことには少し後悔があります。
　つまり、私は家庭を守る温かな父親の役割を果たすことができなかったのです。

　これまでずっと口に出せずにいた言葉があります。

　「申し訳ない」

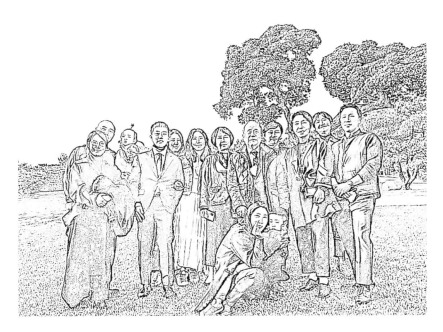

　今、経営者としては創業当時に夢見た目標に少しは近づいたのではないかと思っています。しかし、父親としては子供たちの世話を十分にしてあげられなかったと、いつも心の片隅で思っていました。本当に申し訳ない。

　幸いなことに、今は皆、立派な企業家となり、私が背負っていた社会的責任を引き継いでもらえるような存在になってくれました。
　なので、ずっと家庭に対して無頓着だった経営者としての父親の気持ちを、多少はわかってくれただろうと思っています。

子供たちにはこんな言葉を残したいです。

　会社を経営するということは、単に利益や価格を追求することだけではない。
　数字に囚われた起業家になってはいけない。会社を構成する社員一人一人に目を向けると、一家の父親もいれば、母親もいる。
　そして、その家庭にはかけがえのない子供たちがいる。

　彼らにやりがいのある幸せな職場を作り、共に成長し、幸せにしてあげられる人になることが、真の企業家としての使命であることを絶対に忘れるな。

　こうした価値観を通して社会を健全にし、国家を発展させるという企業家としての使命感を、常に忘れずにいてほしい。

　もう君たちは大人になった。
　独立して離れて暮らしても、心で互いを見守り、支え合い、喜びも悲しみも共に分かち合える、愛情深い姉妹になってくれるよう願う。

　残念ながら先に逝ってしまったが、母親の温かさを忘れず、感謝の気持ちを持って生きていくよう願っている。
　私は父親としては落第かもしれない。
　それでも愛する家族が少しでもわかってくれることを願って……。

　孫のジョンギュンには、これからの保寧ファミリーを導いていくという大きな使命と社会的責任がある。一企業の経営者として慎重かつ謙虚な気持ちを忘れず、いつも温かく社員を見守っていてほしい。すべての社員の友愛のよすがとなり、その能力を存分に発揮してくれることを願っています。

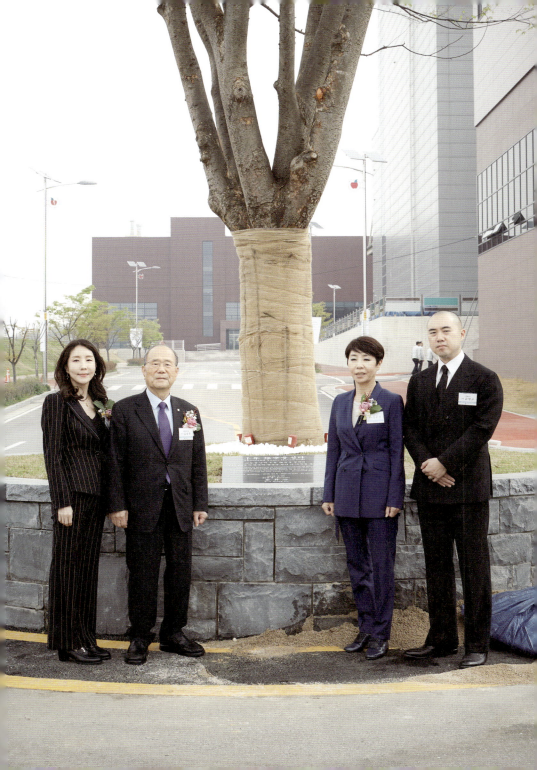

第
八
十
六
話

# 保寧ファミリーと
# 共に味わう社内珍味

　2019年4月に竣工した礼山工場は、前述のとおり「工場」というよりも「キャンパス」です。なので、私たちはその工場を「礼山キャンパス」と呼び、保寧のキャンパスのような存在だと思っています。

　キャンパスとは、もちろん大学のことを意味します。

　キャンパスで大学生と教授が共に学び、研究し、討論するように、礼山キャンパスでも日々、保寧ファミリーは研鑽を重ねています。そして大学生がキャンパスで将来の夢を育むように、礼山キャンパスでは保寧の社員が未来に思いを馳せているのです。

　以前、聖水洞工場に卓球場一つしか設けられなかった申し訳なさから、私は安養工場を建設した時には国際規格の大きなサッカー場を作りました。

　今では社員の生活習慣が変わり、サッカーのような球技を皆ですることも減ってきたので、礼山キャンパスにはトレーニングジムを作りました。

　そして、とても景色の良い広い場所に食堂を設け「山海珍味」という言葉にちなんで「社内珍味」という名前を付けました。

　そこではメニューや栄養に気を配り、おかずが豊富な美味しい料理を出していますが、別に世界の「珍味」を取り揃えている、という訳ではありません。

　それでも未来を夢見る社員たちが同じ釜の飯を食べる所ですから、どんなおかずであってもそれ自体が美味しい「山海珍味」なのではないでしょうか。

270　第六章　想いが道になる

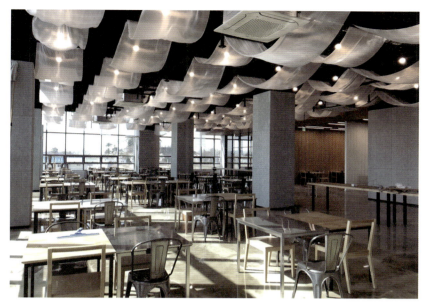

礼山キャンパス内の食堂「社内珍味」

　保寧薬局を開店した時、妻が頭に載せて運んだ食事が、私にとってはまさに山海珍味でした。
　63年経った今日、今度は私が頭にご飯を載せて運び、保寧ファミリーとその山海珍味を分かち合うような気分です。

第
八
十
七
話

# あの世で再会し、
# また古びた店を借りて
# 起業したいです

― 創業の同志、妻のことを思いながら

　保寧薬局時代からの様々なつらかった思い出を改めて振り返るつもり
はありません。
　創業前後の試練は誰もが経験することなので、自分だけが苦労して、
頑張ってきたようなことはいえないからです。
　ただ、私はあの時の困難を乗り越えるべく支えてくれた恩人の名前だ
けは、何度も何度も繰り返し言いたいと思います。
　起業して間もない大変な時期を一緒に過ごした仲間のことは、絶対に
忘れることはできません。

　私にとって創業の同志であり、一番の理解者だったのは、妻でした。

　薬局を開店してから、妻は毎食、食事を頭に載せて運んでくれました。
　取引先の関係者やお客様が少しでも気持ち良く受け取ることができる
ように、毎日保寧薬局の売上のお札にアイロンを掛けてくれました。
　30歳にもならない、若く不器用で期待と不安が入り混じった私の、創
業の長い道のりの中、妻はどんな困難も一緒に分かち合える唯一の同志
でした。
　とても頼りになる仲間がいつも私の側にいてくれたおかげで、その時
の苦労は一つ、二つと私たちの横を過ぎ去って行きました。

272　第六章　想いが道になる

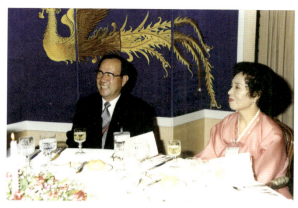

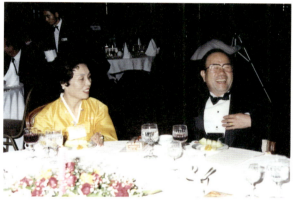

　そして歳月が過ぎ、当時 30 歳だった若い夫は今、90 歳の老人になりました。
　妻はもう私の側にいません。
　2007 年 10 月 1 日、私たちが一緒に保寧薬局を開店して 50 年目になるその日は、保寧製薬グループが創業 50 周年を迎える日でもありました。
　私はその日の記念式典で、妻を自慢の共同創業者として称え、皆さんに紹介したかった。
　しかし 2006 年の晩秋、創業 50 周年を 1 年ほど後に控えたある日、妻はあっけなくこの世を去ってしまいました。

もう少し頑張って、私と同じ頃まで待ってくれればよかったのに。なぜそんなに急いで逝ってしまったのか……。

　私がこの世を去る日もそう遠くないことでしょう。
　そのうち自分の誕生日を忘れ、創業記念日さえも忘れてしまうかもしれません。それでも、創業の瞬間を共にし、一緒に苦楽を共にした同志の名前だけは決して忘れることはありません。

　パク・ミニョプ

　私はこの世を去る瞬間、またその名前を呼ぶことでしょう。そしてあの世で再会し、また古びた店を借りて起業したいと思います。

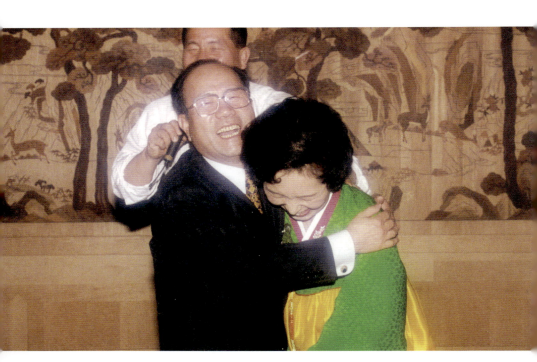

第八十八話

# 製薬人生を振り返りながら、保寧ファミリーが作る道に思いを巡らす

## ― 礼山キャンパスのライフラリーに立って

　学長が勤務したり、大学の実務を司る本館は大学の中核ではありません。私たちより数百年ほど大学の歴史が古い西洋では、昔から大学の中核は図書館とされてきました。

　礼山キャンパス内にも図書館があり、そこで社員たちは本を読んだり、討論したりすることができます。

　もちろん、大学の図書館のようにたくさんの本が置いてある訳ではありません。

　しかし、そこには「記憶」と「記録」があります。

　「保寧の歴史館」の役割を担う礼山キャンパスの図書館の名前は「保寧ライフラリー（Boryung Liferary）」です。

　保寧の過去と現在、そして未来を知ることができる資料が壁や書棚にたくさん揃っています。

　保寧製薬は今「Lifetime Care Company」というビジョンのもと、百年先の未来に向かっています。

　「人類の暮らしに貢献する」という「Lifetime Care」と同じ精神で、礼山キャンパス図書館には「Life」と「library（図書館）」を合わせた造語の「ライフラリー（Liferary）」という名前を付けました。

　ここでは、利用者は保寧がどのように誕生し、成長してきたのかを知ることができます。そして、これまでの道のりを共有すると共に、今後どんな道を歩むべきか、皆で検討するのです。

　礼山キャンパスにいると、私はまるで大学生のような若き日の自分に戻った気持ちになります。ライフラリーでは、63年の私の製薬人生の記憶を見ることができます。

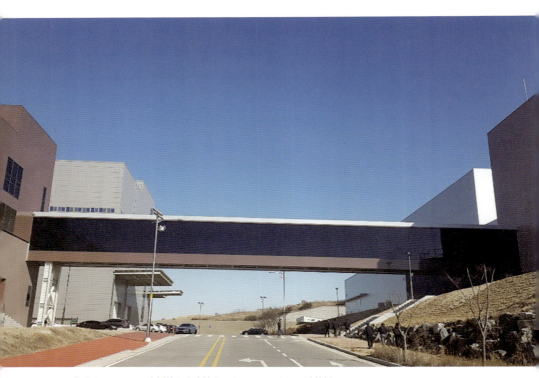

礼山キャンパスの支援棟と生産棟をつなぐ57メートルの連絡橋

　私は70年、80年、100年、それ以降のライフラリーに記録される未来に思いを巡らせてみます。もはや私には想像することしかできませんが、保寧ファミリーは必ずその想像の道を現実のものにしてくれると信じています。

　礼山キャンパスの支援棟と生産棟をつなぐ連絡橋の長さ57メートルは、保寧創業の1957年に由来しています。
　もちろん連絡橋は二つの建物をつなぐためにありますが、そこを渡る社員たちは別の意味もあることを知っています。

　それは1957年から私が歩んできた道を、さらに大きな未来につなげたい、という想いです。

第
八
十
九
話

# 忘れてはならないことを
# 忘れない時、私たちの想いは
# 道になります

## ― 最先端工場の古い石段

　礼山キャンパスは、生産から包装、配送まで全自動化システムが設置されている「スマートファクトリー」です。
　皆さんから「工場内の設備や建物もとても洗練されている」という評価をいただいています。

　しかし、およそ「スマート」という言葉が似合わない場所もあります。
　それは生産棟入口の階段の中間にある、とても古い石段です。

　その石段は元々、安養工場にあったもので、その石を移して造り直したのです。
　1977 年、安養工場は水害を受け、保寧は存亡の危機を迎えました。
　しかし、社員たちは一致団結し、無事難局を乗り切ることができました。

　安養工場は今日の保寧を作った「青年保寧」の魂が込められている場所なのです。
　そして当時、皆が困難を克服するために昇り降りした階段が、今、礼山キャンパスにあります。

　それは「青年保寧」の精神を忘れずに受け継いでいくためです。
　人生には、忘れてもいいことがあります。
　でも、決して忘れてはならないこともあります。
　忘れてはならないことを胸に刻む時、私たちの想いは道になります。
　そしてその道は、さらにまた別の道を作ります。

277

できることなら私もいつか、礼山キャンパスにある安養工場の石段やその下の階段になりたいと思います。

　愛する保寧ファミリーの力強い歩みをいつまでも聞いていたいのです。

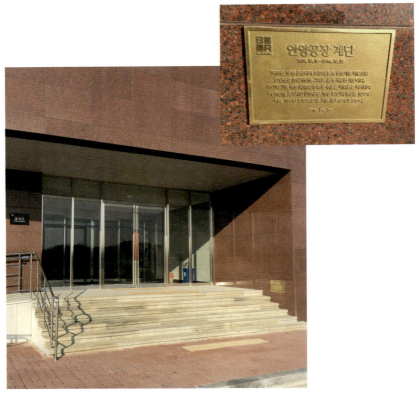

1977年7月、史上最悪の水害など、多くの難局を乗り越えた社員たちの「青年保寧」の精神を受け継ぐため、現礼山キャンパスの生産棟入口にそのまま移設した旧安養工場の中央出入口の階段

第
九
十
話

# 千年生きるケヤキの樹と
## 90歳の小さな樹

― 90の回顧を終えて

　山キャンパスの入口には、2019年に創業62周年を迎えた保寧の歴史と同じ、樹齢62年のケヤキが植えられています。

　ケヤキは千年生きるとされる、韓国の固有種です。

　百年を超え、千年先まで保寧製薬が発展していくことを祈る気持ちが、その木に水を与え、光となっています。

　私は樹でいえば樹齢90年です。

　千年はおろか百年も生きられないかもしれない私が、そこに1本のケヤキを植えることができた。私はそのことにとても感謝しています。

　私が去った後、保寧ファミリー、愛する家族、
　そして私と人生を共にしたすべての皆さんの心の中の片隅にある、小さなケヤキの木になれたら、それ以上に嬉しいことはないでしょう。

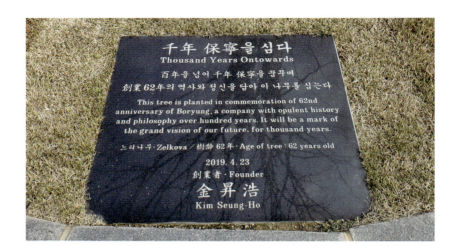

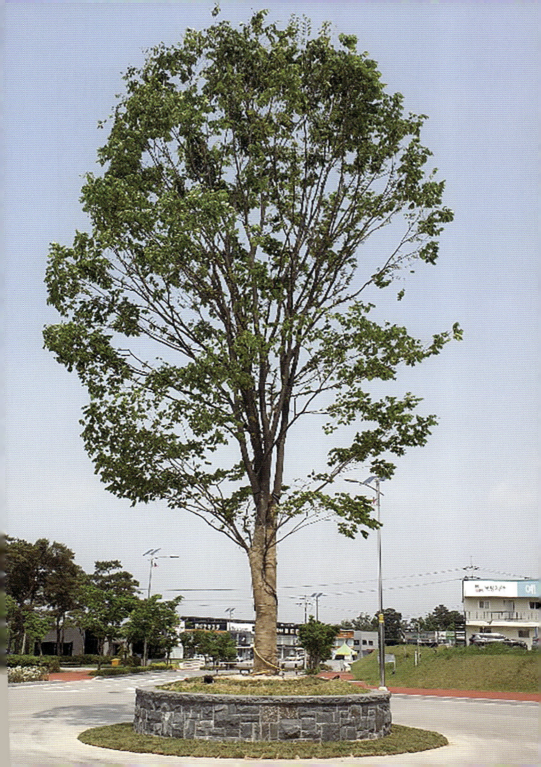

## キム・スンホの足跡

### 略歴

| | |
|---|---|
| 1932 年 1 月 | 誕生 |
| 1945 年 3 月 | ソウル崇文中学校入学 |
| 1950 年 | 学兵入隊 |
| 1953 年 5 月 | 陸軍工兵学校第 38 期卒業及び少尉任官 |
| 1957 年 5 月 | 陸軍第 1201 建設工兵団中尉予編 |
| 1957 年 | パク・ミニョプ夫人と結婚、保寧薬局を創業<br>（10 月 1 日） |
| 1963 年 11 月 | 東栄製薬を買収（製薬業に進出、66 年に保寧製薬<br>に商号変更） |
| 1965 年 1 月 | 国学大学商学部卒業 |
| 1966 年 6 月 | 高麗大学校経営大学院卒業 |
| 1967 年 6 月 | 龍角散発売 |
| 1969 年 8 月 | 初の世界一周（9 か国） |
| 1975 年 7 月 | ゲルフォス発売 |
| 1977 年 7 月 | 安養工場の豪雨被害 |
| 1979 年 1 月 | 誕生日の朝食会開始 |
| 1985 年 3 月 | 第一回保寧医療奉仕賞制定 |
| 1991 年 2 月 | 韓国製薬協会会長に就任 |
| 1991 年 9 月 | 中央大学校名誉経営学博士取得 |
| 1991 年 10 月 | 世界大衆薬協会会長に就任 |
| 1991 年 10 月 | 第 10 回世界大衆薬協会ソウル総会開催 |

| | |
|---|---|
| 2002 年 3 月 | 保寧がん学術賞制定 |
| 2003 年 9 月 | 忠南大学校名誉薬学博士取得 |
| 2005 年 11 月 | 保寧医師随筆文学賞制定 |
| 2006 年 11 月 | 共同創業者のパク・ミニョプ夫人死去 |
| 2007 年 7 月 | 江原大学校名誉医学博士取得 |
| 2008 年 10 月 | 保寧中甫財団設立 |
| 2010 年 9 月 | 国産 15 号新薬「カナブ」許可 |
| 2011 年 2 月 | 日本でキム・スンホと共にする財界人の集い<br>「囲む会」発足 |
| 2012 年 2 月 | 中南米・南極遠征 |
| 2013 年 4 月 | 中国シルクロード横断 |
| 2017 年 10 月 | 保寧勤続 60 年 |
| 2019 年 4 月 | 礼山キャンパス竣工<br>歴史館「ライフラリー」開館 |

## 公職等経歴

| | |
|---|---|
| 1983 年 8 月 | 学校法人聖心（ソンシム）学園財団理事 |
| 1986 年 1 月 | 韓国医薬品輸出入協会理事 |
| 1989 年 2 月 | 韓国カトリック婦人がん研究財団理事 |
| 1991 年 2 月 | 韓国製薬協会会長 |
| 1991 年 5 月 | ソウル崇文中学・高校総同窓会会長 |
| 1991 年 10 月 | 世界大衆薬協会（WFPMM）会長 |

| 1994 年 3 月 | 学校法人東方文化学園理事 |
| 1994 年 5 月 | 駐韓ツバル国名誉総領事 |
| 1996 年 2 月 | 韓国生命工学研究組合理事長 |
| 1996 年 12 月 | 大韓家族保健福祉協会理事 |
| 1999 年 2 月 | 韓国種菌協会会長 |
| 2008 年 9 月 | 保寧中甫財団理事長 |
| 2009 年 10 月 | 日本田村科学技術振興財団理事 |
| 2010 年 4 月 | 忠南大学校発展基金委員会顧問 |

## 受賞・受勲

| 1972 年 3 月 | 「鉄塔産業勲章」受勲 |
| 1984 年 11 月 | 「100 万ドル輸出の塔」受賞 |
| 1985 年 3 月 | 「大統領納税義務誠実表彰」受賞 |
| 1985 年 4 月 | 「国民勲章牡丹章」受勲 |
| 1986 年 12 月 | 「フランス政府勲章銀章」受勲 |
| 2001 年 3 月 | 「韓国の経営者賞」受賞 |
| 2002 年 7 月 | 「韓国経営生産性大賞」受賞、「銀塔産業勲章」受勲 |
| 2003 年 6 月 | 「茶山経営賞」受賞 |
| 2003 年 6 月 | 「創業大賞」受賞 |
| 2007 年 12 月 | 「誇らしい韓国人大賞」受賞 |
| 2009 年 10 月 | 「尊敬される企業大賞 経営革新部門最優秀賞」受賞 |
| 2010 年 10 月 | 「企業経営大賞」受賞 |

| | |
|---|---|
| 2012 年 12 月 | 「2,000 万ドル輸出の塔」受賞 |
| 2013 年 8 月 | 「韓国企業家精神大賞」受賞 |
| 2013 年 12 月 | 「3,000 万ドル輸出の塔」受賞 |
| 2014 年 4 月 | 「国民勲章無窮花章」受勲 |

## 著書

| | |
|---|---|
| 2000 年 12 月 | 回顧録『好機は待ってくれない』発刊 |
| 2005 年 4 月 | 回顧録『好機は待ってくれない』中国版を発刊 |
| 2007 年 6 月 | 回顧録『好機は待ってくれない』台湾版を発刊 |
| 2007 年 10 月 | 経営エッセイ『終わりかたは気にするな』発刊 |
| 2011 年 2 月 | 回顧録・経営エッセイ日本語版『My Dream, Healthy Society』発刊 |
| 2021 年 1 月 | 回顧録『想いが道になる』発刊 |

# 想いが道になる

**2024 年 11 月 22 日　初版　第 1 刷　発行**

著　者　　キム・スンホ

発行者　　安田喜根

発行所　　株式会社 評言社
　　　　　〒 101 - 0052 東京都千代田区神田小川町 2 - 3 - 13 M&C ビル 3 F
　　　　　TEL. 03 - 5280 - 2550 （代表）FAX. 03 - 5280 - 2560
　　　　　https://hyogensha.co.jp

印　刷　　株式会社シナノパブリッシングプレス

©Sunho KIM 2024, Printed in Japan
ISBN978-4-8282-0748-3 C0023

定価はカバーに表示してあります。
落丁本・乱丁本の場合はお取り替えいたします。